Dr. Riya More
Dr. Prabhakar Angadi

# TALAS E STENTS

**Dr. Riya More**
**Dr. Prabhakar Angadi**

# TALAS E STENTS

**ScienciaScripts**

# ÍNDICE

# INTRODUÇÃO

# Introdução

A prótese dentária é uma especialidade multidimensional, que oferece inúmeras opções de tratamento para o melhoramento da humanidade. Existem diferentes modalidades de tratamento que podem ser utilizadas com sucesso para curar o doente e aumentar o seu conforto e benefício psicológico. Há certas modalidades que parecem relativamente simples e de menor importância, mas que, uma vez corretamente compreendidas e utilizadas, se revelam de grande importância.

As talas e os stents são frequentemente sobrepostos no domínio da prótese dentária. A utilização destes dispositivos não se limita apenas à prótese dentária, mas também ao campo da cirurgia da cabeça e pescoço, radioterapia, periodontia, endodontia e pedodontia. Quando construídos e ajustados corretamente, os splints constituem um bom método para eliminar interferências oclusais, reduzir a atividade neuromuscular e obter relações oclusais estáveis com contactos dentários uniformes em toda a arcada dentária.

As endopróteses mantêm unidos os segmentos de fracturas, enxertos de pele, protegem o tecido saudável durante a administração de radioterapia e ajudam a controlar a hemorragia. A palavra "tala" tem a sua origem na palavra holandesa "splints" que significa "uma placa ou cavilha de metal

## Segundo o Dicionário Oxford

"A tala é uma tira de material rígido que serve de suporte a um osso partido depois de este ter sido fixado"

## O Dicionário Médico de Dorland define tala como

*Aparelho rígido ou flexível utilizado para manter em posição uma parte deslocada ou móvel ou para manter em posição e proteger uma parte lesionada".

## O dicionário médico de Dorland define stent como

Um molde para manter um enxerto de pele no lugar, feito de massa de Stent ou de algum composto acrílico ou dentário. Por extensão, utilizado para designar um dispositivo ou molde de um material adequado, utilizado para manter um enxerto de pele no lugar ou para fornecer suporte para estruturas tubulares que estão a ser anastomosadas.

## De acordo com o Glossário de termos de Dentisteria Protética

"Dispositivo rígido ou flexível que mantém em posição partes deslocadas ou móveis; também utilizado para manter no lugar e proteger uma parte lesionada".

## De acordo com o Glossário de Termos de Dentisteria Protética

"Stent [depois de Charles R Stent] é qualquer prótese suplementar utilizada em conjunto com um procedimento cirúrgico para manter um enxerto de pele no lugar, frequentemente modificada com resina acrílica ou composto de impressão de modelação dentária".

ÂMBITO DE APLICAÇÃO DAS TALAS E ENDOPRÓTESES 10-14.

- São utilizados para estabilizar as deformidades do sistema estomatognático


- Para manter unidos os segmentos da fratura, proporcionar estabilidade e promover a cicatrização.


- Para evitar complicações. Por exemplo, a não união, a má união dos fragmentos fracturados


- Podem transportar medicamentos úteis para estancar a hemorragia e permitir o acondicionamento periodontal.


- Dirigir a radiação, proteger os tecidos vitais da radiação.


- Previne a contratura da cicatriz após grandes cirurgias da cabeça e do pescoço

# REVISÃO DA LITERATURA

# Revisão da literatura

O inventor original das talas modernas provavelmente nunca será conhecido. Com o desenvolvimento e patenteamento da borracha vulcanite em 1855, Charles Goodyear proporcionou aos dentistas aplicações orais. Uma das primeiras utilizações médicas da vulcanite foi feita por cirurgiões-dentistas para a aplicação de talas em maxilares partidos

Em novembro de 1862, Thomas Gunning utilizou vulcanite para fabricar uma tala adaptada ao tratamento de um maxilar partido. Usou a tala durante dois meses e deitou-a fora" quando se considerou curado. Outro dentista, **James Bean**, em 1866, trabalhando independentemente de Gunning, utilizou um dispositivo de vulcanite para fracturas do maxilar quando estava ao serviço do exército confederado. A sua tala tinha depressões em forma de taça para encaixar sobre as coroas dos dentes. Depois, em 1888, Farrar discutiu a utilização de uma tala para desarticular os dentes com o objetivo de aumentar a erupção dos dentes seleccionados.

**Karolyi,** um alemão, introduziu uma tala oclusal em 1901 para o tratamento do bruxismo.

**Hawley em 1919 e Monson em 1921,** sugeriram que o bruxismo levava a uma perda da dimensão vertical oclusal, o que dava origem a distúrbios oclusais. Foi defendida a utilização de um plano de mordida amovível para extruir os dentes posteriores.

**Goodfriend em 1933, Costen em 1934 e Block em 1947** sugeriram modalidades de tratamento para aumentar a dimensão vertical para o tratamento dos sintomas de DTM. Para tal, foram utilizados aparelhos (splints) para extruir os dentes posteriores e aumentar a dimensão vertical

.

**Matthews (1942)** defendeu uma técnica para a utilização de borracha de látex na confeção de uma tala, pois o acrílico era prejudicial aos tecidos bucais. Quatro anos mais tarde, em **1946, Kesling** discutiu o uso de um aparelho oclusal macio maxilar com o objetivo de manter a mandíbula numa posição pré-determinada em relação à maxila.

**Ingersoll e Kerens (1952)** discutiram o tratamento de traumas oclusais utilizando um aparelho de resina vinílica semi-macia composto por vinolin. Eles achavam que as talas feitas de acrílico duro ou vulcanite causavam trauma na dentição oposta, mas que o vinolin, um material mais macio, produzia menos trauma nos tecidos e dentes da arcada oposta a esse material. Experimentando vários modelos, decidiram-se por um aparelho mandibular que utilizava a gravidade para melhorar a retenção.

**Stanley B Chestner (1955)**[15] descreveu a eficácia da resina acrílica de polimerização a frio para a utilização de vários tipos de talas. De acordo com ele, os splints de resina acrílica de polimerização a frio são indicados nas seguintes situações: Para esplintar dentes periodontalmente envolvidos durante o curso do tratamento periodontal. Para atuar como splints temporários de modo a aumentar a dimensão vertical oclusal. Para segurar um pacote gengival após gengivectomia, gengivoplastia ou curetagem profunda. As talas acrílicas de cura a frio podem ser fabricadas fácil e rapidamente, são fáceis de manter e são económicas.

**Moore (1956) e Campbell (1957)** também apoiaram o uso de aparelhos macios para o tratamento do bruxismo. No entanto, Shore, em 1959, advertiu sobre as desvantagens dos aparelhos macios, como as perfurações que funcionam como aparelhos ortodônticos.

**W. Arthur George (1961)[16]** afirmou que a tala protética poderia ser utilizada como um auxiliar no tratamento da hemofilia. Explicou que o controlo da hemorragia é tarefa do cirurgião oral, mas muitos doentes negligenciam os dentes devido ao medo da hemorragia. Assim, foram construídas várias próteses auxiliares. Foram construídas talas rígidas de resina acrílica ou de composto de modelação, revestidas com um agente hemostático e colocadas na boca durante períodos que variam entre 20 minutos e 5 dias. Os resultados variaram desde uma aplicação bem sucedida até ao relato de que a tala era irritante para a ferida. As talas em si não são uma cura para a hemofilia, mas são um complemento à terapia completa que é necessária para o controlo da hemorragia.

**M.A Aramany (1970)[17]** descreveu o objetivo da construção de talas da seguinte forma: Uma ajuda no tratamento de fracturas dos maxilares. Fixação dos maxilares em conjunto com a cirurgia plástica dos tecidos faciais e para-faciais e imobilização dos maxilares em doentes com enxertos de osso, metal ou resina acrílica da mandíbula. Também mencionou algumas considerações importantes na construção de talas. As talas metálicas seccionais com dobradiças e as talas de Gunning modificadas são utilizadas no tratamento de fracturas, enxertos ósseos e cirurgia plástica da face. As ligas de crómio-cobalto são utilizadas na construção de talas articuladas devido à sua precisão e rigidez. A mobilidade precoce da mandíbula favorece a cicatrização e reduz materialmente os inconvenientes da fixação maxilomandibular prolongada As talas de cromo-cobalto podem ser utilizadas para a imobilização de uma única arcada dentária. As talas de Gunning modificadas são muito melhores do que as talas de Gunning de uma só peça.

**Harold Sabin e Eric Saltzman (1970)**[18] descreveram dois tipos de talas de mandíbula para o tratamento de fracturas cirúrgicas da mandíbula. Um deles é uma tala simples de resina acrílica para a mandíbula edêntula e uma tala seccional de resina acrílica ou de prata fundida quando estão presentes dentes naturais. Concluiu que as talas intra-orais construídas antes da operação foram consideradas eficazes para a imobilização de tais fracturas. As talas proporcionam uma excelente fixação, poupam tempo na operação e permitem ao doente mastigar, falar e manter uma boa higiene oral.

**Ramfjord e Ash, em 1971,** afirmaram que os aparelhos moles não eram eficazes no tratamento do bruxismo porque o paciente costumava brincar com o aparelho, podendo até resultar num hábito adicional de bruxismo. Eles também observaram que os aparelhos macios eram difíceis de ajustar e polir.

**Throp, em 1975,** descreveu uma técnica de combinação de material duro e mole (Molloplast B) para produzir um aparelho a ser utilizado no tratamento do bruxismo. Ele relatou que o paciente usava um aparelho mandibular e maxilar durante a noite.

**Kovaleski WC et al. (1975)**[19] investigaram a influência de uma tala oclusal (OS) na posição do maxilar e no alívio dos sintomas funcionais da ATM e dos músculos. Foi utilizada uma tala oclusal de cobertura total de resina acrílica transparente curada pelo calor em 11 pacientes. O autor concluiu que existe uma diminuição dos sintomas musculares da ATM, desde que o movimento mandibular anterior não seja impedido por interferência oclusal, orientação cúspide e/ou orientação incisal na tala e a mandíbula se mova anterior e lateralmente na tala do plano de mordida oclusal, quando existe liberdade cêntrica suficiente incorporada na tala

**Stephen M Parel e Victor Matalon em (1975)[20]** deram talas faciais compressivas que são utilizadas no tratamento de lesões traumáticas da cabeça e do pescoço, o que pode exigir a utilização de talas de pressão contínua ou intermitente durante os períodos de cura ou de terapia. Um método de construção de talas de compressão a longo prazo para regiões da cabeça e do pescoço utilizando materiais disponíveis. Estas talas têm sido úteis quando é necessária uma pressão contínua para promover a cicatrização ou melhorar o tratamento durante longos períodos.

**HJ Fulling e JO Andreasen 1976[21]** Examinaram a influência dos splints e das coroas provisórias na fiabilidade dos procedimentos de teste elétrico e térmico da polpa em dentes vitais e polpa com necrose. Foram examinados 10 pacientes com incisivos centrais superiores vitais e 10 pacientes com necrose pulpar unilateral de um incisivo central. Os procedimentos de teste pulpar foram: (1) Bofors Pulp Tester (2) Siemens Sirotest (3) guta percha aquecida (4) gelo (5) neve de dióxido de carbono Os splints ou coroas provisórias foram: (1) tala de prata (2) tala de acrílico (3) placa ortodôntica Hawley (4) barra de arco de Saur (5) bandas ortodônticas (6) coroa de aço inoxidável e (7) coroa de aço inoxidável com a superfície vestibular removida. Uma resposta electrométrica fiável da polpa só pode ser obtida se o aparelho for aplicado diretamente sobre o esmalte e, de preferência, sobre o bordo incisal. Neste caso, as talas metálicas ou coroas parciais de aço aplicadas ao dente não tiveram qualquer efeito sobre o limiar de dor. Uma reação falsa positiva em caso de necrose pulpar só foi desencadeada quando o elétrodo foi colocado diretamente sobre metal, que entrou em contacto com dentes vitais vizinhos. A utilização de gelo e guta percha aquecida pareceu ter um valor limitado, devido a respostas inconsistentes da polpa. A neve de dióxido de carbono deu uma resposta fiável, a não ser que fosse aplicada no bordo incisal.

**Carraro JJ et al. (1978)**[22] avaliaram clinicamente a resposta da sintomatologia da ATM a talas oclusais de cobertura total de resina acrílica curada pelo calor, 170 pacientes foram tratados por disfunção da ATM durante um período de 4 anos. Todos os pacientes usaram os splints durante pelo menos 6 meses: As talas foram ajustadas conforme necessário para atingir a estabilidade. Os indivíduos foram classificados em 3 grupos. 1) Os que apresentavam apenas dor (Muscular/TMJ). 2) Apresentando apenas disfunção e 3) apresentando dor e disfunção. O autor relatou que a sintomatologia da ATM tem possibilidades semelhantes de melhoria quando são utilizadas talas oclusais de cobertura total na síndrome da ATM e concluiu que tanto a sintomatologia de dor como a de disfunção beneficiarão com as talas oclusais, e que a resposta à dor é significativamente melhor do que a resposta à disfunção quando tratada com talas oclusais.

**Juan J. Carraro e Raul G. Caffesse em (1978)**[23] afirmaram a resposta clínica da sintomatologia da ATM aos splints oclusais de cobertura total, quando usados como único meio de tratamento. A sintomatologia registada na última consulta pós-operatória foi comparada com a da consulta inicial. A resposta dos diferentes sintomas ao uso do splint foi analisada estatisticamente através do teste do Qui-quadrado. Concluiu-se que, tanto a sintomatologia de dor como a de disfunção beneficiarão da terapia com o splint oclusal de cobertura total. A resposta à dor será significativamente melhor do que a resposta à disfunção quando o paciente é tratado com um splint oclusal

**Roberto Von Krammer em (1979)**[24] mostrou a construção de uma tala oclusal com uma técnica simples que tem muitas vantagens. A tala pode ser colocada na boca sem trauma indevido, não colide com os tecidos gengivais livres do palato, tem retenção adequada, requer pouco ou nenhum ajuste na cadeira e é realizada com equipamento relativamente pouco sofisticado.

**Goharian RK et al. (1980)**[25] examinaram o efeito dos retentores oclusais na articulação temperomandibular e na dor facial. O grupo de estudo era constituído por 12 mulheres e 5 homens e cada paciente recebeu uma resina acrílica autopolimerizável que cobria a superfície oclusal da arcada maxilar. Os sintomas foram registados na primeira consulta e comparados na última consulta. Os resultados mostraram que: 76,4% dos pacientes tinham dores musculares, 70,5% tinham dores na ATM e 88,2% tinham desvio mandibular, 47% tinham apertamento / bruxismo e 29,4% tinham experimentado estalidos. Estudos demonstram que os músculos pterigóides laterais e mediais são normalmente afectados quando há contactos oclusais defeituosos prematuros e os músculos masseter e temporal são afectados no lado oposto. Entre os sintomas de diagnóstico, os desvios da mandíbula para o lado oposto às interferências oclusais são um dos sintomas objectivos mais frequentes. O pterigoide lateral está geralmente envolvido se o paciente tiver interferência oclusal e desvio lateral da mandíbula. A resposta deste estudo à tala oclusal e ao ajuste oclusal indica que 88% dos casos de síndrome da ATM responderam favoravelmente à tala oclusal.

**Aliza Rehany e Noah Stern em (1981)**[26] descreveram o fabrico de uma tala oclusal Hawley modificada para o tratamento da oclusão defeituosa associada à dimensão vertical fechada. A sua base é feita de resina acrílica e cobre dois terços da face palatina dos dentes posteriores e anteriores do maxilar. O arco labial é feito de fio de 0,7 mm e estabiliza ainda mais os dentes anteriores superiores. No molar mais posterior é feito um fecho retentivo de três quartos da direção distal para a mesial. O contacto oclusal entre a tala oclusal e os seis dentes anteriores mandibulares provoca uma desarticulação posterior limitada de cerca de um a dois mm. O splint oclusal é construído especificamente para ocluir com os seis dentes anteriores da mandíbula apenas devido à sua verdadeira posição vertical na mandíbula. O objetivo deste tratamento foi o alívio do trauma, a reorientação das forças funcionais, a consciencialização oclusal, a erupção posterior e a melhoria do ambiente periodontal.

**Don G Garver e Walter A. Steinmetz em (1982)**[27] descreveram um método de fabrico de um adaptador de vácuo utilizado para formar uma concha de plástico para a construção de talas de cobertura provisórias. Todos os materiais necessários para esta técnica são artigos domésticos comuns, facilmente disponíveis e de uso quotidiano.

**Okeson JP et al. (1982)**[28] avaliaram o efeito das talas oclusais na limitação da abertura mandibular e nas dores musculares e articulares em pacientes com desordens craniomandibulares e a utilização de talas oclusais para o tratamento de pacientes agudos e crónicos com desordens craniomandibulares. 33 pacientes foram tratados durante um período de 4 semanas com terapia com talas. Os pacientes foram divididos em dois grupos de acordo com a duração dos sintomas (paciente agudo, 6 meses ou menos, paciente crónico, mais de 6 meses). Os músculos e as regiões articulares foram palpados e a distância interincisal máxima confortável foi registada. 28 pacientes mostraram uma melhoria nos resultados observáveis da dor, o que foi estatisticamente significativo. 27 pacientes mostraram um aumento significativo na abertura interincisal máxima confortável, enquanto a abertura interincisal máxima não mostrou alterações significativas. Não houve diferença estatisticamente significativa nos sintomas entre os pacientes com dor aguda e os pacientes com dor crónica e responderam de forma muito semelhante ao tratamento. Os autores concluíram que os splints oclusais foram os principais responsáveis pela alteração dos sintomas

**Okeson JP et al (1983)[29]** realizaram um estudo para comparar a eficácia da terapia com talas oclusais e dos procedimentos de relaxamento em pacientes com desordens temperomandibulares. Dos 24 pacientes que participaram, 12 foram seleccionados aleatoriamente para receber terapia com talas oclusais e os outros 12 para receber uma técnica simplificada de terapia de relaxamento. As pontuações de dor observáveis, a distância interincisal máxima confortável e a distância interincisal máxima foram registadas para cada grupo antes e depois do tratamento. A tala oclusal mostrou uma diminuição significativa na média total das pontuações de dor observáveis, um aumento significativo na média da abertura máxima confortável e um aumento significativo na média da abertura máxima. Este estudo sugere que a terapia com tala oclusal é um tratamento mais eficaz para a dor, sensibilidade e limitação da abertura mandibular associada a desordens temperomandibulares do que a terapia do relaxamento.

**Johan Friskopp e Leif Blomlof em (1984)**[30] deram cinco camadas de fibra de vidro, três camadas linguais e duas vestibulares com cerca de 20mg/cm de peso total, tornando possível avaliar o tratamento endodôntico e periodontal durante períodos de um ano

ou mais.

**Singh BP et al (1985)**[31] examinou as alterações oclusais após a utilização de uma tala oclusal macia em 10 pacientes (16-21 anos). Ele relatou que a tala oclusal altera a oclusão enquanto está em função. A média do número máximo de dentes em contacto foi de 19,1 antes de usar a tala, 16,7 após o uso durante 3 horas. 5,4 após 5 horas e 16,7 após 7 horas. Uma redução significativa do número de dentes em contacto após a utilização de uma tala oclusal suave durante um curto período de tempo indica que os músculos dos maxilares se readaptam fisiologicamente. O estudo sugere que a anatomia e a fisiologia dos músculos mandibulares devem ser consideradas no diagnóstico e tratamento do sistema mastigatório. As talas oclusais macias são recomendadas para o diagnóstico e tratamento de distúrbios musculares e oclusais, uma vez que se desgastam e são comprimidas antes de os músculos da mandíbula serem sujeitos a stress ou esticados para além do limite fisiológico.

**M.J.Edge em (1987)**[32] descreveu uma técnica para fabricar um guia cirúrgico para a colocação correcta do implante. Nesta técnica, os locais de colocação do implante são marcados no molde e é fabricada uma placa de acrílico sobre o mesmo com a técnica de aspersão. São efectuados furos através da resina nos locais onde os implantes devem ser colocados. A guia cirúrgica é altamente polida antes de ser colocada na boca do paciente.

Com as abas suavemente retraídas, a guia cirúrgica é colocada na boca do paciente. Quando todos os orifícios piloto tiverem sido perfurados, a guia é removida. A guia cirúrgica facilita muito o planeamento e o tratamento efetivo, assegurando que os implantes são colocados cirurgicamente onde realmente foram planeados.

**Okeson JP et al. (1987)[33]** investigaram os efeitos de talas oclusais duras e macias no bruxismo noturno de 10 participantes. A atividade muscular nocturna de 10 participantes foi registada enquanto usavam uma tala oclusal dura e macia. A tala oclusal dura reduziu significativamente a atividade muscular em 8/10 indivíduos. A tala oclusal macia reduziu significativamente a atividade muscular em apenas um indivíduo, tendo provocado um aumento estatisticamente significativo da atividade muscular em 5 indivíduos. Os autores concluíram que a tala oclusal dura parece ser o tratamento com maior probabilidade de sucesso.

**J. Dos Santos et al (1988)[34]** fizeram uma análise do equilíbrio instantâneo de forças através de modelos mecânicos bidimensionais, tendo sido possível retirar as seguintes conclusões preliminares: a magnitude da carga mastigatória produz diferentes reacções ao nível das superfícies de contacto e de orientação do aparelho mastigatório. Entre outras influências, estas reacções estão, em parte, relacionadas com a orientação espacial das estruturas biológicas envolvidas no equilíbrio mecânico de forças, o equilíbrio instantâneo de forças está simultaneamente relacionado com as orientações presentes na dentição e na ATM durante a ação de fecho do maxilar inferior, a intensidade e orientação da reação e os vectores normais formados quando a mandíbula se aproxima da maxila indicam uma tendência para o aumento da pressão nas articulações, a inserção de uma tala oclusal intra-oral tenderá a produzir uma diminuição da pressão nas articulações e um aumento da reação de força ao nível dos dentes e da tala

**CP Marinello et al (1988)[35]** Analisou os factores essenciais do tratamento com restaurações ligadas a resina e o insucesso inicial. Este relatório afirmava que o sucesso do tratamento com pontes coladas com resina dependia de muitos factores. Os factores controlados pelo clínico, como a seleção do caso e o planeamento do tratamento, influenciam muito o sucesso clínico. Foi possível demonstrar que a preparação da estrutura e a quantidade de esmalte disponível eram factores significativos, enquanto a técnica de isolamento, o tipo de mecanismo de retenção e o tipo de adesivo utilizado eram de menor importância. Foram observados dezassete clínicos que colocaram 496 pontes e splints ligados a resina com diferentes mecanismos de retenção e agentes de ligação. Estas reconstruções foram examinadas relativamente à taxa de insucesso e aos problemas de reinserção. Noventa e sete por cento das pontes e 90% dos splints ainda estavam no sítio após 1 ano. Para as pontes e talas, verificou-se uma taxa de sucesso de 90% ao fim de 2 anos.

**Pettengill CA et al (1989)[36]** sugeriram o uso de aparelhos estabilizadores macios e duros para tratar desordens temperomandibulares. Este estudo comparou aparelhos estabilizadores de resina acrílica macia e dura na redução da dor muscular mastigatória em pacientes com desordens temperomandibulares.

**Humsi ANK et al, em (1989)[37]** afirmaram os efeitos imediatos da tala de estabilização na simetria muscular dos músculos masseter e temporal anterior de pacientes com uma desordem craniomandibular. Os efeitos imediatos de uma tala de estabilização na simetria das actividades dos músculos masseter e temporal anterior durante o aperto submáximo em cinco níveis de aperto foram investigados electromiograficamente.

**Jeffrey Tarlow em (1992)[38]** descreveu outra técnica para o fabrico de um stent para a colocação correcta de implantes na mandíbula edêntula. A técnica foi: Se a prótese mandibular existente tiver uma boa adaptação e uma posição aceitável dos dentes, é duplicada em resina acrílica transparente no duplicador de próteses. Uma pedra é colocada no duplicador. É feito um stent transparente sobre a prótese duplicada, utilizando plástico de polipropileno de 0,002 polegadas. Cortar a parte lingual do stent de plástico, deixando as superfícies labiais e os bordos incisais dos dentes anteriores. Remover a porção labial anterior da prótese duplicada, expondo todo o local da cirurgia. O stent de plástico encaixa com precisão sobre a prótese duplicada, indicando a localização exacta e as angulações das superfícies vestibulares dos dentes anteriores. Para uma prótese fixa, os orifícios dos parafusos devem ser aproximadamente 5 mm linguais às superfícies labiais anteriores.

**J Penchas e S. Mohammad em (1993)[39]** apresentaram um método simplificado para registar a relação cêntrica na dimensão vertical correcta. Para a construção da tala, isto é normalmente a 1 a 2 mm de separação vertical entre os dentes posteriores, para permitir espaço para a resina acrílica da tala oclusal. Um "jig" anterior é útil para controlar a relação espacial entre as arcadas dentárias, particularmente a quantidade de separação entre as arcadas. Isto permite ao técnico ajustar corretamente a tala no articulador, simplificando assim o ajuste na cadeira.

**Carlson N et al (1993)[40]** apresentou uma comparação da atividade muscular entre talas convencionais e neuromusculares

O objetivo deste estudo foi investigar o efeito de dois aparelhos de relaxamento muscular e de um placebo (rolos de algodão) na atividade EMG dos músculos funcionais masseter e temporal anterior. Um aparelho de relaxamento muscular mandibular de relação cêntrica (MRA) e uma ortótese neuromuscular foram construídos sob protocolos controlados para 12 mulheres com DMP com uma idade média de 33 anos. Foram efectuadas medições EMG durante 10 segundos de aperto do aparelho e do placebo. Não foi encontrada diferença estatística entre a relação cêntrica do ARM mandibular e a órtese neuromuscular. Foi encontrada uma diferença estatisticamente significativa entre os valores médios de EMG do placebo e dos dois aparelhos de tratamento.

**Neidlinger J et al (1993)[41]** apresentou o método de fabrico de um stent cirúrgico que permite a colocação de implantes no melhor osso disponível ao longo do rebordo alveolar. Para controlar as angulações vestibulares/linguales que influenciariam favoravelmente a estética da restauração final. Os stents cirúrgicos são também úteis na redução do tempo e das despesas de laboratório.

**Oikarinen KS e Nieminen TM (1994)[42]** trataram 17 pacientes com talas de barra de arco fixadas nos dentes e foram testados no momento da remoção da tala e aproximadamente 5 meses depois. Os pacientes foram tratados com fixação intermaxilar (IMF) devido a cirurgia ortognática (7 pacientes) ou fracturas mandibulares (10). O índice CPITN foi utilizado para estimar o estado periodontal, e a mobilidade dentária foi medida com o Periotest. O estado periodontal, como demonstrado pelas proporções relativas dos vários índices CPITN, piorou devido à tala, mas recuperou o seu nível original no exame de controlo, no mínimo 5 meses após a remoção da tala. Uma vez que os valores médios do Periotest não diferiram entre o primeiro exame e o exame de controlo nos sete pacientes submetidos a cirurgia ortognática, a análise do efeito da tala na mobilidade dentária foi realizada a partir dos valores obtidos imediatamente após a remoção da tala e na visita de controlo. Verificou-se que a esplintagem aumentou os valores do Periotest mais nos pacientes do sexo feminino, nos mais jovens e naqueles que foram esplintados por um período mais curto. Os dentes com raízes menores apresentaram maiores diferenças nos valores de Periotest do que aqueles com raízes maiores, e as maiores diferenças de mobilidade foram observadas nos incisivos.

**Ekberg EC et al (1998)[43]** realizaram um estudo para avaliar a eficácia a curto prazo da terapia com aparelhos oclusais em pacientes com desordens temperomandibulares: 30 pacientes receberam um aparelho de estabilização e um aparelho de controlo. O questionário utilizado antes e depois do tratamento incluía perguntas sobre a intensidade, frequência e duração da dor na ATM. O exame clínico incluiu a medição dos movimentos mandibulares, o registo dos sons da ATM e a sensibilidade muscular à palpação. Foi relatada uma melhoria dos sintomas subjectivos gerais em ambos os grupos, mas significativamente mais frequente no grupo tratado do que no grupo de controlo. A frequência da dor diária ou constante registou uma redução significativa.

**Emshoff R, and Bertram S (1998)[44]** deu o efeito a curto prazo de talas de estabilização nas dimensões locais da secção transversal dos músculos da cabeça e do pescoço Os doentes com perturbações temperomandibulares podem ter um conjunto de perturbações articulares e musculares caracterizadas principalmente por dor, sons articulares e função irregular ou desviante da mandíbula.

**Tom WP (1998)[45]** fez uma avaliação digital dos padrões de desgaste oclusal em talas de estabilização oclusal. A distribuição da carga mastigatória é dependente da tarefa, pelo que o padrão de desgaste de uma tala oclusal de resina acrílica ao longo do tempo pode afetar o resultado clínico. A indivíduos com história conhecida de bruxismo noturno foram dadas talas de estabilização oclusal de resina acrílica de arco completo curadas pelo calor para serem usadas durante a noite durante 3 meses. A oclusão da tala foi ajustada no momento da entrega do aparelho e foi refinada na sessão de referência 1 a 2 semanas depois. Nenhum outro ajuste da superfície da placa foi efectuado durante o período de estudo de 3 meses. Impressões seqüenciais da superfície oclusal da tala forneceram modelos de resina epóxi que foram digitalizados e analisados através de um software especializado. As alterações na superfície digitalizada do splint, desde a linha de base até aos 3 meses, permitiram a comparação das facetas de desgaste entre os lados do splint e entre as localizações dos dentes

**Alberto Silica (1998)[46]** afirmou que a colocação precisa dos implantes cirúrgicos é essencial para conceber a prótese de modo a satisfazer as exigências estéticas e funcionais do paciente e, simultaneamente, permitir uma fonética clara e facilitar a manutenção da higiene oral. Para alcançar este objetivo, é essencial um stent cirúrgico eficaz, que deve proporcionar uma boa orientação, ser confortável e ter uma fixação intra-oral adequada. Assim, para proporcionar todas estas características, é fabricado um bom stent cirúrgico.

**Seifert E (1999)[47]** afirmou que as alterações na cavidade oral causadas pelas próteses dentárias podem afetar a articulação da fala, enquanto que a influência das próteses dentárias na voz é desconhecida. No caso de um paciente, a frequência fundamental aumentou até 5 semitons durante a fala e o alcance da voz aumentou até 4 semitons quando foi utilizada uma prótese fina em vez da prótese normal. Neste doente, o registo intra-oral do ponto de agulha revelou uma posição mais rostral da mandíbula com a prótese fina, quando comparada com a prótese normal.

**Kazuya Yoshida em (1999)[48]** apresentou vários aparelhos orais que têm sido utilizados com sucesso no tratamento da apneia do sono. No entanto, é difícil para os doentes com deficiência mental ou neuromuscular colocar e retirar o aparelho e mantê-lo intra-oral durante a noite...

**Sandra S et al (2000)[49]** O desgaste dentário é comum em todas as dentições e pode ter causas fisiológicas ou patológicas. A perda da morfologia do bordo incisal pode ser considerada fisiológica num adulto jovem e o grau de desgaste atual aumenta com a idade. O desgaste dentário é considerado excessivo ou patológico quando comparado com a quantidade de desgaste típica para a idade do paciente e quando é necessária uma intervenção por motivos estéticos ou funcionais.

**Maeda Y et al (2001)[50]** afirmaram que os doentes inconscientes com cerramento duro são frequentemente encontrados em unidades de cuidados intensivos ou prolongados. Para obter acesso para remover a expetoração ou a saliva e para evitar que estes doentes mordam os seus próprios lábios, línguas e bochechas, pode ser utilizado um protetor bucal bimaxilar. Foi utilizada uma tala macia bimaxilar com uma correia de segurança adicional. A tala resultante permitiu que os enfermeiros removessem facilmente a expetoração e a saliva e protegeu eficazmente os tecidos moles do doente

**Filippi et al (2002)**[51] comparou quatro talas de traumatismo dentário em 10 voluntários. As talas avaliadas incluíam uma tala de composto de arame (WCS), uma tala de suporte de botão (BS), uma tala de resina (RS) e a recém-desenvolvida tala de traumatismo de titânio (TTS). Todos os splints foram colados às superfícies vestibulares dos incisivos laterais e centrais superiores e deixados no local durante 1 semana. Após a remoção do splint, o próximo splint foi colocado após um período de descanso de 1 semana. A sequência de aplicação da tala foi aleatória para cada indivíduo. Os seguintes parâmetros subjectivos foram avaliados através de uma escala visual analógica: sensibilidade dos dentes com a tala, irritação da margem gengival, imitação dos lábios, perturbação da fala, da alimentação e da higiene oral. Os resultados mostram que a aplicação do splint de botão (BS) leva a uma irritação significativamente maior dos lábios e a um maior comprometimento da fala em comparação com outros splints. A tala de resina (RS) leva a uma irritação maior e significativamente maior da gengiva, devido a um aumento significativo das dificuldades de limpeza. Em conclusão, a tala composta de arame (WCS) e a tala de titânio para trauma (TTS) parecem ser as talas mais aceites de acordo com uma avaliação subjectiva.

**Ekberg EC et al (2003)**[52] comparou a eficácia a curto prazo do tratamento com um aparelho de estabilização e um aparelho de controlo em pacientes com ATM de origem principalmente miógena. O questionário incluía perguntas sobre a intensidade, frequência e duração da dor na ATM antes e depois de 10 semanas de tratamento. O exame clínico inclui a medição dos movimentos mandibulares, o registo dos sons da ATM e a sensibilidade muscular à palpação. Após o tratamento, foi relatada uma melhoria dos sintomas subjectivos gerais em ambos os grupos, mas significativamente mais frequente nos grupos tratados. Verificou-se uma diminuição significativa do número de músculos mastigatórios sensíveis no grupo tratado, em comparação com o grupo de controlo. O autor concluiu que o aparelho de estabilização é mais eficaz no alívio dos sintomas e sinais em pacientes com DTM de origem principalmente miógena do que o aparelho de controlo.

**Hotta TH (2003)[53]** afirmou que existem vários sistemas de implantes com a versatilidade de criar um pilar de implante personalizado com uma forma anatómica. Este relatório clínico descreve a utilização de um scanner digital com tecnologia CAD/CAM para criar (copiar) um pilar com uma forma anatómica.

**Buller S ct al (2003)[54]** afirmam que a atresia das coanas, um estrcitamcnto ou obstrução congénita das vias aéreas nasais causada por dificuldades respiratórias significativas em recém-nascidos, pode exigir uma intervenção de emergência. Embora a atresia possa ser reparada cirurgicamente, a reestenose é uma complicação comum deste procedimento. Para evitar isso, tubos são inseridos na cavidade nasal imediatamente após a cirurgia. O artigo descreve uma técnica de preparação de talas cirúrgicas individuais concebidas para evitar a obstrução pós-cirúrgica da cavidade nasal.

**Meitner SW e Tallents RH (2004)[55]** descreve um método guiado proteticamente para o fabrico de modelos cirúrgicos para pacientes parcialmente edêntulos. Vários componentes em aço inoxidável utilizados para capturar a posição protética ideal para a colocação do implante, determinada a partir de uma disposição de diagnóstico. Uma manga guia de aço inoxidável radiopaca utilizada para perfurar na preparação da osteotomia após a realização de radiografias para verificar a posição e a trajetória proposta da manga guia

**Andreasen JO et al (2004)**[56] analisaram o efeito de vários procedimentos de tratamento em 400 incisivos permanentes com fracturas radiculares. Foram analisados os seguintes procedimentos de tratamento e os seus resultados. O atraso no tratamento, ou seja, o tratamento depois de 24 horas após a lesão, não alterou o padrão de cicatrização da fratura radicular, a cicatrização com tecido duro entre os fragmentos (HH1), a interposição de osso e/ou ligamento periodontal (PDL) ou a necrose pulpar (NEC). Quando o deslocamento inicial não excedeu 1 mm, o reposicionamento ótimo pareceu aumentar significativamente a probabilidade de cicatrização pulpar e de reparação de tecido duro (HH1). Foram encontradas diferenças significativas na cicatrização entre as diferentes técnicas de esplintagem. A frequência mais baixa de cicatrização foi encontrada com as talas de cobertura e a mais alta com as talas de fibra de vidro ou Kevlar. Não foi possível demonstrar qualquer efeito benéfico de períodos de imobilização superiores a 4 semanas. A administração de antibióticos teve o efeito paradoxal de promover tanto a HH1 como a NEC. Concluiu-se que o reposicionamento ótimo parece favorecer a cicatrização. Além disso, o método de esplintagem escolhido parece estar relacionado com a cicatrização de fracturas radiculares, com uma preferência pela cicatrização pulpar e fusão de fragmentos a uma certa flexibilidade da tala e, possivelmente, aplicação de tala não traumatogénica. O uso de talas por mais de 4 semanas não influenciou o padrão de cicatrização.

**A Giancotti (2005)**[57] A técnica de retenção Targis-Vectris, ilustrou as suas características e aplicações clínicas em pacientes periodontalmente comprometidos. A técnica Targis-Vectris é constituída por uma camada externa anestésica (Targis) combinada e suportada por uma estrutura livre de metal (Vectris). Foi tratada uma mulher adulta com uma má oclusão de Classe II completa e uma condição periodontal comprometida com perda óssea significativa no incisivo central superior. Antes da descolagem, foi colocado um splint reforçado com fibra na superfície palatina dos dentes anteriores superiores, utilizando o método Targis-Vectris, para permitir uma estabilidade a longo prazo. O resultado manteve-se estável aos 5 anos após o tratamento. A correção da má oclusão de Classe II demorou 24 meses. O método Targis-Vectris assegurou a manutenção da posição dos dentes e da condição periodontal. Assim, a técnica de Targis-Vectris representa um procedimento útil para a esplintagem dos dentes maxilares em pacientes periodontalmente comprometidos seleccionados.

**Maeda Y et al (2005)**[58] descrevem o fabrico de uma tala oclusal para um paciente com abertura de boca limitada devido a uma desordem temperomandibular. É utilizada uma forquilha face-bow como moldeira para obter uma impressão precisa da arcada dupla e o registo oclusal

**Nayar S e Knox J (2005)**[59] descreveram o tratamento da apneia obstrutiva do sono em pacientes edêntulos com uma tala de avanço mandibular. A técnica que sugeriram é a seguinte: As impressões preliminares maxilares e mandibulares foram efectuadas com um composto de impressão de plástico de modelagem e as impressões definitivas foram feitas com material de impressão de base de borracha de corpo médio. A relação maxilomandibular foi registada mantendo a dimensão vertical de oclusão existente no paciente. Foram efectuadas marcas verticais bilateralmente em ambos os aros de oclusão de cera na região do canino e na posição de relação cêntrica. Pediu-se então ao paciente que se projetasse ao máximo e foi marcada outra linha no rebordo maxilar correspondente à linha de relação cêntrica no rebordo mandibular. A distância entre as duas marcas no rebordo maxilar foi determinada e, em seguida, 75% da distância da linha de relação cêntrica foi marcada no rebordo maxilar. O rebordo mandibular foi então feito para ocluir de modo a que a linha de relação cêntrica do rebordo mandibular coincidisse com a linha de 75% no rebordo de oclusão maxilar. Os blocos de resina acrílica polimerizada a quente, que foram depois adaptados às bases formadas a vácuo e selados com resina acrílica autopolimerizável na relação maxilomandibular registada. Concluíram que o principal objetivo do fabrico desta tala era aumentar o espaço entre a base da língua e a parede posterior da faringe. De acordo com os autores, a vantagem desta técnica é a sua simplicidade, uma vez que os procedimentos clínicos são semelhantes aos do fabrico de uma prótese completa. Além disso, como a dimensão vertical de oclusão não é aumentada, não houve dificuldade em inserir e remover a tala da boca, e o paciente não achou a tala difícil de usar.

**Cousley RRJ e Parberry DJ (2005)**[60] deram Vários aspectos da utilização de implantes palatinos são sensíveis à técnica. Em particular, os problemas durante a fase de inserção podem comprometer a osteo-integração do implante ou a sua subsequente facilidade de manuseamento e eficácia. Este artigo descreve uma abordagem sistemática para o planeamento combinado de cefalometria e modelo, e subsequente fabrico de stent para implantes palatais Ortho system H. Os autores recomendam este protocolo para otimizar o controlo tridimensional do posicionamento do implante e para simplificar e padronizar a fase de inserção.

**G Tokajuk et al (2006)**[61] efectuaram uma avaliação clínica da estabilização de dentes utilizando a tala de Fibre-Kor. Foram examinados 56 pacientes com idades compreendidas entre os 35 e os 67 anos. Foram feitos 162 blocos de dentes usando Fibre-Kor como reforço e material Flow-It como matriz. Após 10 meses, foram avaliados parâmetros clínicos tais como: Índice de placa, índice de sangramento sulcular, índice gengival e bolsa periodontal foram verificados. A profundidade das bolsas periodontais diminuiu em média 0,58 mm após a estabilização dos dentes. O índice de sangramento e a inflamação das gengivas diminuíram em média 2,55 e 1,95. A média de higiene da cavidade oral melhorou e atingiu 1,46. Assim, pode-se concluir que a tala de fibra-Kor é uma solução estética e funcional de estabilização de dentes móveis, fazendo parte do tratamento periodontal especializado.

**Bakcr PS et al (2007)**[62] descreveram um método de fabrico de um dispositivo oclusal para o tratamento de pacientes com bruxismo que procuram uma alternativa menos dispendiosa às talas processadas em laboratório. Esta técnica elimina a necessidade de moldes montados e os custos e atrasos associados ao envolvimento de um laboratório comercial. Também minimiza a exposição do paciente e do operador ao monómero de resina acrílica c às altas temperaturas associadas à sua reação de polimerização, através da utilização de uma resina de uretano dimetacrilato azul polimerizada por luz.

**Mountouris G et al (2007)**[63] descobriram a utilização de uma folha de plástico formada por vácuo para ajudar na transferência e colagem de talas metálicas. É apresentada uma técnica que pode ser útil para a ferulização de dentes móveis com um dispositivo metálico. Usando um dispositivo de vácuo ou pressão para criar um molde usando um molde transfere a tala intraoralmente para colagem. Esta folha de termoplástico mantém os dentes móveis na posição desejada durante o procedimento de ferulização.

**Zafer CC et al (2008)**[64] afirmaram que não existe um protocolo padrão para a remoção de materiais à base de resina que retêm as talas de trauma semi-rígidas nos dentes, pelo que os danos iatrogénicos no esmalte causados por várias técnicas de remoção de talas permanecem desconhecidos. O objetivo deste estudo foi avaliar o efeito de cinco técnicas diferentes de remoção de resina (raspador H6/H7, broca de diamante ultrafina, raspador ultrassónico, broca de carboneto de tungsténio de 16 lâminas e discos Sof-Lex) na rugosidade da superfície do esmalte humano. O interferómetro tridimensional de luz branca, uma técnica de perfilometria sem contacto, foi utilizado para obter medições qualitativas e quantitativas da rugosidade da superfície, tanto na linha de base como após os procedimentos de acabamento. A análise estatística, utilizando o teste de Friedman e o teste de Wilcoxon, mostrou que a superfície mais rugosa do esmalte foi obtida após a remoção da placa com o raspador manual. Em geral, a superfície mais lisa do esmalte foi obtida após a remoção da resina com os discos Sof-Lex e a broca de carboneto de tungsténio de 16 lâminas

**Kahler B e Heithersay GS (2008)**[65] afirmaram que a metodologia baseada em evidências envolve o enquadramento de uma questão PICO (problema, intervenção, comparação e resultado) bem definida relacionada com um problema clínico e, em seguida, a procura exaustiva de evidências, que são avaliadas para apreciar o valor da intervenção de tratamento. O critério de inclusão para esta revisão foi uma análise multivariada ou análises estratificadas controladas, uma vez que muitas variáveis têm o potencial de confundir a avaliação dos resultados de cicatrização de dentes que foram luxados, avulsionados ou fracturados. Os estudos indicam, em geral, que o prognóstico é determinado pelo tipo de lesão e não por factores associados à ferulização. Os resultados indicam que os tipos de tala e o período de fixação geralmente não são variáveis significativas quando relacionados aos resultados de cicatrização,

**Park C et al (2009)**[66] estudaram que as guias cirúrgicas de precisão com 4 mm de altura oclusogengival podem proporcionar uma precisão adequada para a colocação de implantes. A redução da altura oclusogengival da guia pode facilitar a utilização da cirurgia guiada de precisão sem comprometer a precisão da colocação do implante.

# SPLINTS

# SPLINTS



**<u>TIPOS DE TALAS</u>:**

**1. Talas oclusais** (talas de plano de mordida oclusal, tala de Michigan)

   a) Para perturbações temperomandibulares (DTM), por exemplo, talas de diagnóstico e terapêuticas

   b) Para a síndrome da apneia obstrutiva do sono.

   c) Para morder a bochecha.

   d) Como protectores bucais

**2. Talas periodontais**

**3. Para estabilização de fracturas dentoalveolares.**

**4. Outros: Talas nasais e talas para queimaduras.**

| TALAS CIRÚRGICAS | TALAS OCLUSAIS | TALAS DIVERSAS |
| --- | --- | --- |
| Tala de gunning | Aparelho de relaxamento muscular | Tala de avanço mandibular |
| Tala fenestrada | Aparelho de reposicionamento anterior | Tala para a comissura |
| Tala Kingsley | Plano de mordida anterior | Tala nasal |
| Tala metálica fundida | Plano de mordida posterior | |
| | Aparelho giratório | |
| | Aparelho macio ou resiliente | |

# CLASSIFICAÇÃO

## 1. Classificação da duração

- Tala temporária de curta duração

- Tala provisória de médio prazo.

- Tala permanente de longa duração.

## II. Aparelhos não protéticos

- Talas de arame, camadas de arame com compósito.

- Talas de arame e amálgama

- Tala de compósito autónoma

- Tala de compósito reforçado com fibra.

## III. Aparelhos protéticos

- Prótese parcial fixa cimentada convencional:

- Talas metálicas de Maryland.

- Prótese parcial fixa sem metal.

## IV. Outros

- Tala de prata

- Tala de acrílico para a tampa.

- Placa ortodôntica Hawley.

- O bar do arco de Saur.

- Ligaduras ortodônticas.

- Coroa em aço inoxidável,

- Coroa de aço inoxidável com a superfície labial removida.

- Fermit

- Kevlar.

- Protemp

- Triad Gel

- Tala de traumatismo em titânio

- Sistemas Targis/Vectris e Sculpture/FibreKor.


# TIPOS DE ESPINHOS

Todas as talas são classificadas como permissivas ou não permissivas.

Uma tala permissiva permite que os dentes se movam na tala sem impedimentos, o que, por sua vez, permite que a cabeça e o disco condilares funcionem anatomicamente, por exemplo, as talas permissivas incluem planos de mordida e talas de estabilização

Uma tala não permissiva tem uma rampa ou entalhes que posicionam a mandíbula inferior e anteriormente e a fixam aí. Por exemplo, uma tala não permissiva é uma tala de reposicionamento.

As talas macias e as talas hidrostáticas podem ser consideradas talas pseudo-permissivas, uma vez que as suas funções são extremamente diferentes das das talas do tipo permissivo.


## FUNÇÕES DAS TALAS

As talas corretamente fabricadas têm pelo menos seis funções, incluindo as seguintes

1. Para relaxar os músculos

2. Para permitir que o côndilo assente em relação cêntrica;

3. Para fornecer informações de diagnóstico,

4. Para proteger os dentes e as estruturas associadas do bruxismo

5. Para atenuar a propriocepção do ligamento periodontal e

6. Reduzir os níveis de hipoxia celular.


### 1. Relaxar os músculos

Está bem documentado que as interferências dentárias no arco de fechamento da relação cêntrica hiperactivam o músculo pterigóideo lateral e que as interferências dentárias posteriores durante os movimentos mandibulares excursivos causam hiperatividade dos músculos de fechamento. Assim, uma tala com contactos de igual intensidade em todos os dentes, com exclusão imediata de todos os dentes posteriores pelos dentes anteriores e orientação condilar em todos os movimentos, relaxará os músculos elevadores e posicionadores. Se a hiperatividade for interrompida, a dor causada por esta atividade geralmente desaparece. As talas oclusais são um meio de alterar reversivelmente a oclusão para reduzir a atividade dos músculos mastigatórios. A eficácia da terapia com talas na redução dos índices de dor e da hiperatividade muscular está bem documentada.

## 2. Permitir que o côndilo assente em relação cêntrica

Para que o côndilo assente completamente sob o disco na posição ântero-superior, o pterigóideo lateral deve relaxar completamente devido à sua ligação ao disco através do ventre superior. Se este músculo permanecer contraído após a hiperatividade, o disco será puxado anteromedialmente (ao longo da direção da origem do músculo) e não assentará completamente sobre o côndilo. O disco pode ser danificado se o conjunto côndilo/disco não estiver corretamente relacionado com a fossa. A terapia com talas deve utilizar a relação cêntrica como a posição final de tratamento.

## 3. Fornecer informações de diagnóstico.

A terapia com talas pode ser uma importante ferramenta de diagnóstico para determinar os padrões de desgaste, os hábitos de bruxismo e o estado da DTM. As informações obtidas a partir dos padrões de desgaste das talas ajudam a determinar as configurações oclusais, a escolha do material, as alturas e formas das cúspides, as angulações de orientação, as cargas axiais, o envelope de função e a zona neutra.

## 4 Proteção dos dentes e estruturas associadas contra o bruxismo

Estudos sugerem que o bruxismo existe em 6,5% a 8,8% da população. A força de mordedura máxima média medida durante o bruxismo é de 162 lbs, verificou-se que a força de mordedura mais elevada registada durante o bruxismo foi de 975 lbs e que a força de mordedura em alguns bruxófilos pode ser até 6 vezes superior à dos não bruxófilos

## 5. Atenuação da propriocepção do ligamento periodontal

As fibras proprioceptivas contidas nos ligamentos periodontais de cada dente enviam impulsos neurais para o sistema nervoso central. Indicam a quantidade de força exercida sobre os dentes individuais e podem acionar padrões musculares para proteger os dentes da sobrecarga. Uma tala pode equilibrar a propriocepção e até diminuí-la para atenuar a produção proprioceptiva

## 6. Teoria da Consciência Cognitiva

De acordo com esta teoria, a presença da tala como um objeto estranho na boca alteraria provavelmente os estímulos tácteis orais, diminuiria o volume oral e o espaço para a língua e tornaria os doentes conscientes da posição e do uso potencialmente prejudicial da sua mandíbula. À medida que a consciência cognitiva aumenta, os factores que contribuem para a perturbação diminuem. O resultado é uma diminuição dos sintomas. Embora pareça razoável supor que esta maior consciencialização influenciaria os doentes a aprender a alterar ou a reduzir o seu comportamento nocivo e, por conseguinte, a contribuir para o sucesso global da intervenção, este conceito ainda tem de ser comprovado

## <u>APLICAÇÕES DAS TALAS ORAIS:</u>

1. **Distúrbios temperomandibulares**: Dores miofasciais. Distúrbios de deslocação discal, Artrites das articulações temperomandibulares

2 **Outras perturbações da dor**: Dores de cabeça/enxaquecas

3. **Perturbações motoras e do sono**: Bruxismo do sono, apneia do sono, doença de Parkinson. Discinesia tardia oral

4. **reabilitação oclusal**: Ortodontia, Periodontia, Prótese dentária, Mordida fantasma

5. **Outros:** (Prevenção de traumatismos tecidulares, hábitos): Bruxismo diurno, Desporto, Mordedura de bochechas ou unhas, Terapia electroconvulsiva, Queimadura da comissura labial, Refluxo esofágico, Sinusite.

## UTILIZAÇÕES DO SPLINT

**De acordo com Okeson, pode ser utilizado**

- Para proporcionar uma posição articular mais estável ou funcional.
- Introduzir uma condição oclusal óptima que reconheça a atividade reflexa neuromuscular, o que, por sua vez, reduz a atividade muscular anormal.
- Para proteger os dentes e as estruturas de suporte de forças anormais que podem provocar a rutura ou o desgaste dos dentes.

**Segundo o N.J.Capp[71]**

A utilização de uma tala oclusal adequada pode ser indicada nas seguintes circunstâncias

1 Preservação da perda da superfície dentária

2 Gestão da disfunção mandibular

3. Estabilização pré-restauração

- Ao reconhecer, é necessário localizar e registar a posição retruída da mandíbula e, em seguida, montar os moldes de diagnóstico e de trabalho num articulador nesta relação

- Quando se reconhece a oclusão, é essencial preceder os procedimentos de restauração com algum período de terapia de esplintagem para assegurar que se alcançou uma relação estável.

4. Criar espaço para restaurar dentes anteriores desgastados

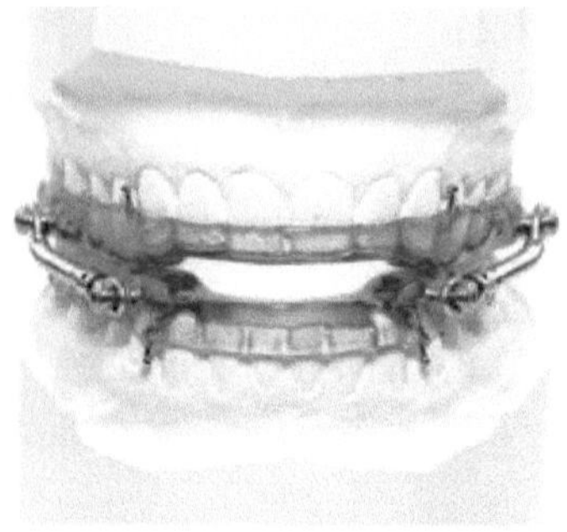

Figura 1: Aparelho Snoar

A apneia obstrutiva do sono (AOS) é uma doença multifatorial complexa produzida por uma combinação de factores anatómicos e fisiológicos, caracterizada pelo encerramento repetitivo, total ou parcial, das vias aéreas superiores durante o sono, resultando na fragmentação do sono e na dessaturação de oxigénio. A AOS está associada a uma morbilidade e mortalidade significativas e tem sido associada a doenças cardiovasculares e cerebrovasculares, sonolência diurna excessiva e aumento do risco de acidentes de viação.

**Objetivo**: Fornecer uma prótese para esplintar a mandíbula à maxila em "posição protruída" com dimensão vertical aumentada.

Foi inicialmente apresentado por Clarck R.W. (1979) e posteriormente proposto por Meyer J.B. et al (1990).

**Fisiopatologia**: À medida que a idade avança e se verifica uma deposição cada vez maior de tecido adiposo nos tecidos, os músculos tendem a descair. Quando a pessoa está a dormir, devido à diminuição do tónus muscular e à flacidez, a língua e o palato mole caem para trás e obstruem as vias respiratórias. Devido a este facto, o doente pode sentir dificuldade em respirar e pode provocar ressonar

O mecanismo de ação: Quando são fornecidas talas oclusais que colocam a mandíbula anteriormente (cerca de 4-6 mm ou até à relação de borda a borda dos dentes anteriores) e aumentam a dimensão vertical em cerca de 12-15 mm, os músculos da língua, bem como a placa mole, estarão sob uma ligeira posição de contração tónica. Por este motivo, não haverá qualquer flacidez da língua e do palato mole e, por conseguinte, não haverá obstrução das vias respiratórias

## Talas oclusais para evitar o hábito de morder a bochecha:

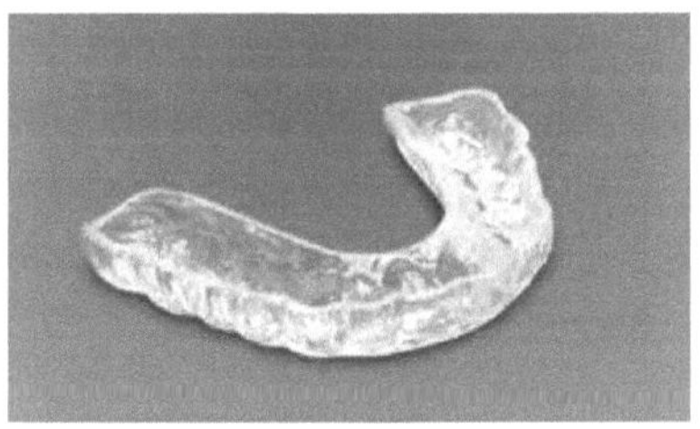

figura 2: Protetor bucal para evitar morder a bochecha

Neste caso, a tala oclusal é fabricada de tal forma que a parte interoclusal é prolongada 3-5 mm para além das superfícies bucais maxilares, evitando assim que a bochecha ou a mucosa bucal fiquem presas entre as superfícies oclusais.

**Talas oclusais como protectores bucais (protecções bucais):**

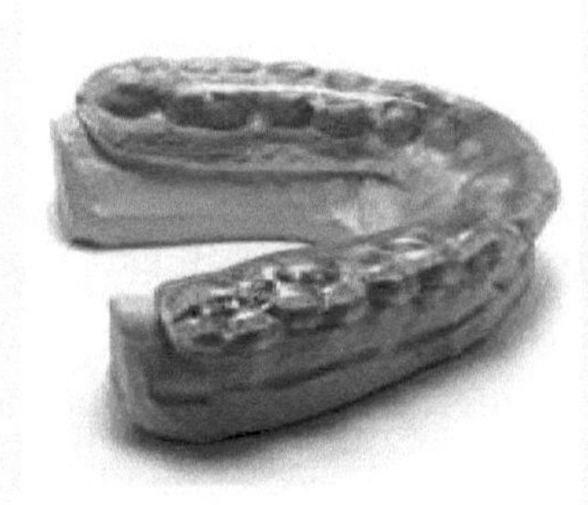

Figura 3: Proteção da boca

Como afirmado por Romer et al. 1982, cerca de 32-52% dos jogadores envolvidos em desportos de contacto sofrem fracturas dentoalveolares durante os jogos. Para proteger a dentição e evitar danos na estrutura dentária e dentoalveolar, são fornecidos protectores bucais. Os protectores bucais são do tipo semirrígido das talas oclusais, que impedem o contacto dos dentes maxilares e mandibulares durante um traumatismo, absorvendo assim as forças e protegendo a dentição e os tecidos duros e moles adjacentes. Os protectores bucais podem ser feitos por medida ou também podem ser pré-formados. Os protectores bucais feitos por medida são mais cómodos e eficazes.

**Talas periodontais:**

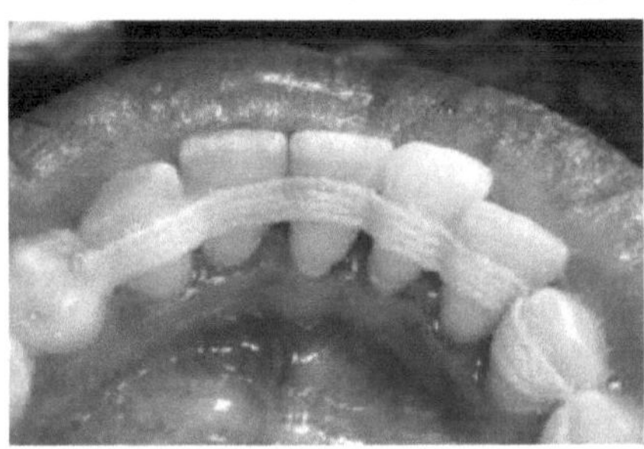

Figura 4: Splint periodontal

Justificação para o fornecimento das talas periodontais:

1. As talas periodontais são fornecidas para diminuir a mobilidade dos dentes periodontalmente enfraquecidos

2. A tala permite uma distribuição mais alargada das forças oclusais

3. As talas permitem a cicatrização do periodonto durante o tratamento.

4. As talas impedem a inclinação ou a deslocação dos dentes periodontalmente enfraquecidos

5. As talas permitem uma mastigação confortável mesmo com os dentes periodontalmente enfraquecidos

As talas penodontais podem ser classificadas da seguinte forma:

## 1, em função da duração

a. Talas temporárias.

Exemplo: Splinting com fio ortodôntico e resinas compostas.

b. Talas de diagnóstico ou provisórias

Exemplo: Esplintagem efectuada através de restaurações provisórias ou de resinas compostas

c. Talas permanentes (prótese periodontal)

Exemplo: Splinting efectuado através da utilização de pontes com condicionamento ácido, coroas % e retentores do tipo "pin ledge",


## 2. Dependendo da relação com os dentes

a. Talas fixas

Exemplo: Pontes gravadas com ácido, coroas de %, retentores do tipo "pin ledge".

b.  Talas amovíveis


## 3 Dependendo da relação na superfície do dente:

a. Talas intracoronais

Exemplo: restaurações de amálgama, talas intra-coronárias acrílicas reforçadas com fios ortodônticos e pontes de ácido.

b. Talas extra coronais.

Exemplo: Próteses parciais fundidas, esplintagem com fios interdentários


## Splints para estabilizar a estrutura dentoalveolar e maxilofacial.

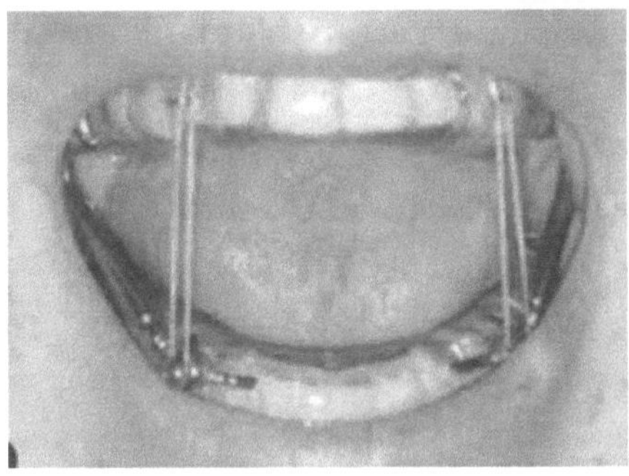

Figura 5

## Talas utilizadas nas fracturas dentoalveolares:

As talas são utilizadas para estabilizar e imobilizar os fragmentos da fratura para conseguir a cicatrização óssea com a melhor oclusão dentária possível.

**Em pacientes dentados**: As superfícies oclusais dos dentes são o melhor guia para a redução ou realinhamento dos fragmentos da fratura. Após a redução, vários tipos de talas são utilizados para estabilizar e imobilizar.

**a. Ligadura com olhal**: O fio de ligadura (0,3 a 0,5 mm) é utilizado para imobilizar os dentes da mesma arcada. Os olhais são fornecidos para imobilizar a arcada maxilar e mandibular, que são estabilizadas em conjunto por meio de fixação intermaxilar. Este tipo de splints não pode ser utilizado em pacientes edêntulos e em pacientes com dentes periodontalmente enfraquecidos

**b. Esplintagem usando barras de arco:** As barras de arco, como a barra de arco de Erich e a barra de arco de Winters, podem ser utilizadas juntamente com fios de ligadura para esplintar as arcadas individuais e estabilizá-las.

**c. As barras de arco reforçadas com resina acrílica:** A barra de arco é contornada no molde realinhado e é estabilizada utilizando a resina acrílica de cura a frio. A barra de arco reforçada é utilizada para a estabilização e imobilização dos fragmentos da fratura.

**<u>Vantagens:</u>**

As barras de arco reforçadas são mais fortes e mais higiénicas.

## **<u>TALAS CIRÚRGICAS</u>**

Talas cirúrgicas frequentemente utilizadas nos traumatismos das estruturas maxilofaciais. Mantêm juntos os segmentos da fratura e os enxertos de pele, se colocados. Ajudam a unir os segmentos de fratura de maxilares desdentados ou dentados e mantêm-nos no lugar até à cicatrização, assegurando assim a união completa do osso. Acredita-se que este conceito de talas na cavidade oral tenha sido dado por Thomas Brain Gunning. A descrição pormenorizada das diferentes talas cirúrgicas é explicada a seguir.

**<u>GUNNING SPLINT (W.Fraser Moodie em 1969)":</u>**

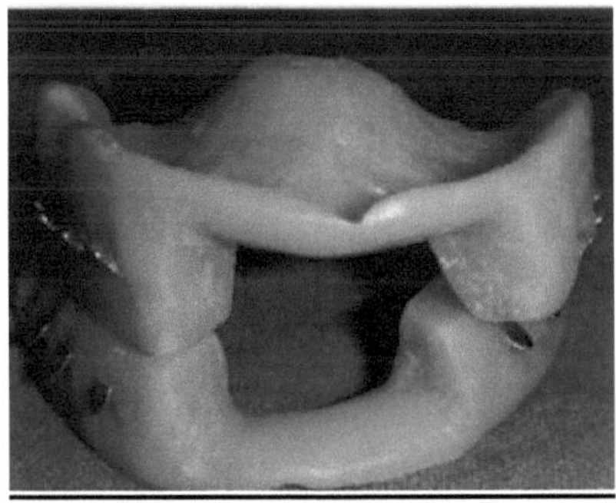

Figura 6: Tala de gunning

Thomas Brain Gunning nasceu em Londres em 1813. Mudou-se para os Estados Unidos ainda muito jovem e começou a estudar em 1840 com John Burdell, um famoso cirurgião dentista, e mais tarde exerceu a sua atividade em Nova Iorque até à sua morte em 1889.

Numa Conferência Médica Internacional em 1881, na ausência de armas, o seu artigo "A causa das irregularidades da posição dos dentes" foi lido pelo secretário, Sr. Charles Tomes. É notável que um homem a quem foi negada a vantagem de uma formação na escola de Medicina ou de Medicina Dentária tenha produzido um trabalho tão erudito e valioso. Os seus métodos bem sucedidos de tratamento de fracturas trouxeram-lhe amplo reconhecimento. Gunning defendia que as fracturas deviam ser reduzidas imediatamente e que a fixação, sempre que possível, devia ser feita de modo a permitir a função.

A tala de gunning é um dispositivo protético que é normalmente construído para uma boca edêntula para manter juntos segmentos fracturados de ossos mandibulares ou maxilares c para imobilizar os maxilares em oclusão)

**TIPOS**

1 Tala de gunning de uma peça

2 Tala de gunning de duas peças

3 Tala de Gunning modificada

## Tala de gunning de uma peça

As placas de base superior e inferior são unidas numa relação vertical e cêntrica adequada com um rebordo de mordida. Uma ligadura Barton extra-oral ou uma ligadura elástica do queixo imobiliza esta tala

## Tala de gunning de duas peças

São construídas talas separadas para a maxila e a mandíbula utilizando a seguinte técnica

- A impressão da maxila e da mandíbula edêntulas é efectuada com

- São preparados modelos de hidrocolóide e de pedra. -A relação vertical e cêntrica é então registada, os modelos são montados num articulador e as placas de base e os rebordos de mordida interoclusais são então construídos.
- Na zona dos incisivos, são criados espaços nos rebordos para facilitar a respiração, a alimentação e eventuais vómitos após a anestesia.
- Na superfície oclusal, são criados botões macho e fêmea de 3-5 mm para que as duas talas possam ser interligadas de modo a manter o cêntrico correto.
- São colocados dois a quatro ganchos de fio de aço inoxidável em ambos os flanges vestibulares das bases

enceradas para utilização futura na fixação dos elásticos intermaxilares

- Em ambos os lados da tala, são efectuados dois orifícios através do rebordo na área do primeiro molar para imobilizar a tala na arcada inferior através de fios circunferenciais.
- Em ambos os lados da tala superior, são efectuados dois ou três orifícios no rebordo vestibular para possível utilização na imobilização da tala superior em qualquer osso facial saudável que o cirurgião deseje. A tala de Gunning de duas peças é então polida e ajustada para controlo final

## <u>Talas de gunning em secção:</u>

- Este é um tipo de tala de gunning, que é utilizada para imobilizar a mandíbula ressecada para minimizar o desvio pós-cirúrgico e para minimizar a contratura da ferida.
- É uma prótese de duas peças com índices para reorientar e evitar o deslizamento das peças. Pode ser utilizado um parafuso de bloqueio ou elásticos para a fixação intermaxilar.

## <u>TALA DE ARMAR MODIFICADA</u>

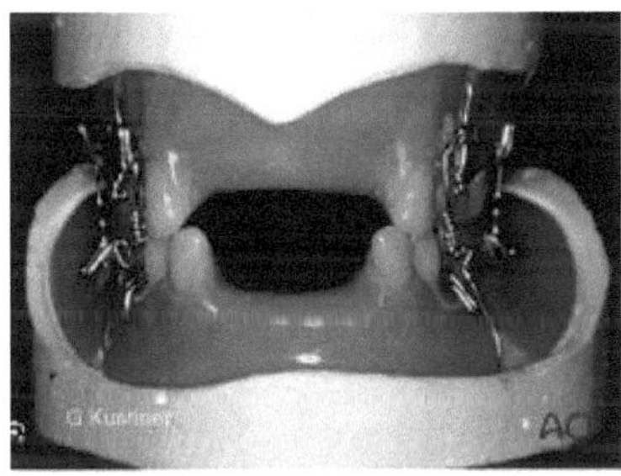

Figura 7: Tala de Gunning modificada

Se o doente tiver próteses maxilares e mandibulares completas, os incisivos podem ser removidos e utilizados como tala com a adição de fios interdentários. São aplicados três ganchos para ancorar os elásticos e são efectuados orifícios vestibulares nas bases superior e inferior para imobilizar as talas nas arcadas

É feita outra tala de Gunning modificada a partir das dentaduras fracturadas. As próteses fragmentadas são reparadas e os incisivos são removidos nas próteses superiores e inferiores. São colocadas anilhas interdentárias e torcidas para formar ganchos para ancorar elásticos intermaxilares. Além disso, são efectuados orifícios para imobilização de um maxilar. Uma alternativa possível é a colocação de barras de arco no aspeto facial da prótese.

## TALA FENESTRADA

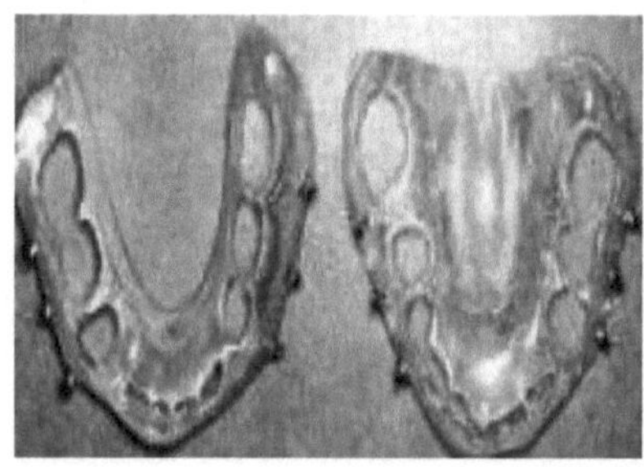

Figura 8

Este dispositivo protético de uma só peça é contornado para se adaptar à maxila e à mandíbula dentadas através de fenestrações criadas para as superfícies oclusais dos dentes.

Indicações

1. Coroas clínicas permanentes curtas.

2. Para dentes decíduos, quando não existe um rebaixo disponível para retenção.

3. Para dentes muito cariados, como nos portadores de pós-radiação.

As talas fenestradas têm a vantagem de permitir a erupção dos dentes e de poderem ser utilizadas para transportar os medicamentos.

## KINGSLEY SPLINT (J. A. Sherman em 1977);

Esta tala foi introduzida por Norman Kingsley em 1880. A tala de Kingsley, que é frequentemente fabricada para pacientes dentados ou edêntulos, cobre o palato e a crista. A tala de Kingsley assemelha-se a uma bandeja metálica com duas extensões de fio metálico que sobressaem bilateralmente das comissuras da boca e que são utilizadas para aplicar a pressão numa determinada direção, ajudando a estabilizar a tala. É especialmente útil na elevação de um maxilar fracturado. Após a redução das fracturas, a moldeira de Kingsley é revestida com um composto de impressão e estabilizada. A ojecção externa ajuda a estabilizar o aparelho de gesso ou a ligadura de crepe

## Vantagens:

- As talas Kingsley podem ser utilizadas tanto na arcada maxilar como na mandibular,


- Esta tala pode ser modificada para ser utilizada como tala de trismo.
- A tala de Kingsley também pode ser utilizada para controlar a hemorragia pós-nasal.


## TALAS METÁLICAS FUNDIDAS

Este tipo de talas é popular nos países europeus. Proporcionam uma fixação rígida e eficaz do fragmento da fratura. Esta tala pode ser tapada ou deixada aberta na superfície oclusal, ou pode ser articulada. O crómio-cobalto, o alumínio e o ouro são metais comuns utilizados na construção de talas metálicas fundidas

Os moldes são realinhados através de uma cirurgia de simulação. O padrão de cera é fabricado nos dentes adjacentes após pequenas modificações dentárias. As coroas são ligadas com uma barra de bloqueio. O conjunto completo é moldado. Após a obtenção dos moldes, é efectuada uma pequena preparação dos dentes na cavidade oral e as tampas de gesso são experimentadas nas tampas de gesso, cimentadas e ligadas por barras de bloqueio

## <u>Vantagens:</u>

1. As tampas fundidas proporcionam uma boa rigidez e estabilidade tridimensional

2. São higiénicos e podem ser utilizados em pacientes parcialmente desdentados.

## <u>Desvantagens</u>

1. Consomem muito tempo

2. Caro.

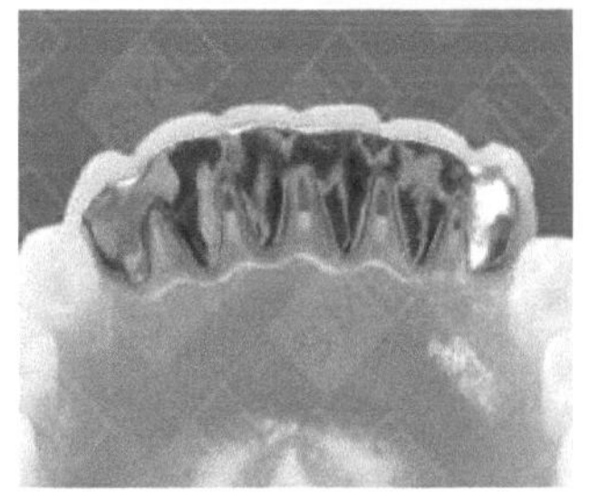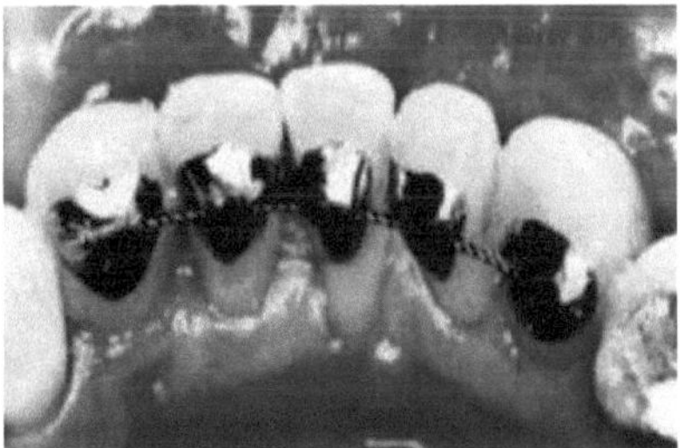

Figura 9 e 10: talas metálicas fundidas

## Talas intra-orais para fracturas cirúrgicas da mandíbula; (Sabin e Saltzman-1970)

Os cancros da língua e do pavimento da boca que não envolvem a mandíbula podem frequentemente ser excisados cirurgicamente sem uma hemimandibulectomia. Um local comum para a lesão maligna é o bordo médio-lateral ou póstero-lateral da língua. Durante a operação, após a dissecção do pescoço ter sido concluída, o corpo da mandíbula é fracturado cirurgicamente no local pré-determinado para obter acesso ao local do tumor. Os segmentos da mandíbula seccionada são espalhados e o tumor é excisado. Os segmentos mandibulares são então recolocados nas suas posições originais e o encerramento é concluído.

A imobilização eficaz pode ser conseguida com a utilização de talas intra-orais pré-fabricadas no momento da operação.

## Considerações pré-operatórias.

São utilizados dois tipos de talas mandibulares

1. Uma tala simples de resina acrílica para a mandíbula desdentada


2. Um bloqueio seccional tipo resina acrílica ou prata fundida quando os dentes naturais estão presentes Os dentes naturais restantes são raspados e polidos e as lesões cariosas são restauradas. O local exato da fratura mandibular proposta é determinado em consulta com o cirurgião e é normalmente localizado no mesmo lado da lesão sem invadir a sínfise. A sínfise é evitada, não só devido à sua grande espessura, denmidade e avascularidade, mas também porque o stress das ligações musculares pode dificultar a cicatrização. Os dentes na linha de fratura prevista são extraídos antecipadamente.


## **Fabrico de uma tala mandibular edêntula**

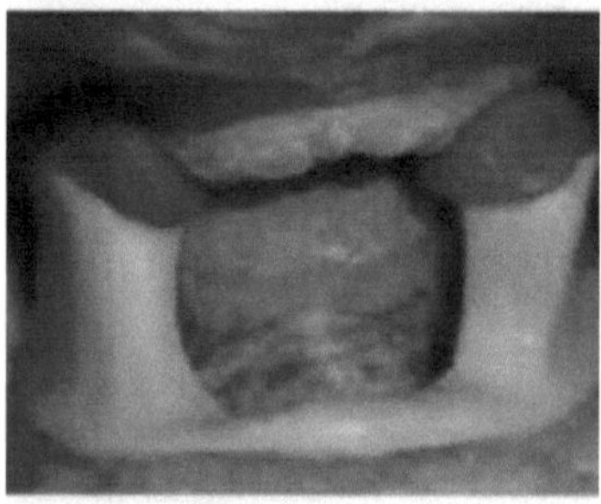

Figura 11

A tala edêntula é preparada da mesma forma que uma prótese completa mandibular. É feita uma moldeira de resina acrílica a partir de uma impressão preliminar de alginato ou composto de modelação. O bordo da moldeira é aliviado pelo menos 3 mm para permitir a total liberdade dos tecidos relacionados. Esta moldeira é utilizada para a impressão final, que é efectuada com uma base de borracha ou material de impressão de silicone. A tala tem a forma básica da prótese inferior sem dentes e é ajustada para uma relação vertical e cêntrica correcta. São feitas ranhuras com 1 mm de profundidade e cerca de 1 cm de distância entre si na superfície oclusal. Os sulcos recebem fios circunferenciais em qualquer local conveniente. Após a conclusão, a tala é cuidadosamente testada na boca do paciente. Uma vez que a cirurgia provoca uma perda do pavimento da boca e constrições dos vestíbulos labial e bucal, são feitos ajustamentos para estas alterações. O bordo lingual é reduzido em pelo menos 5 mm, enquanto o bordo labio-lingual é reduzido em cerca de 3 mm; finalmente, todos os bordos são arredondados e polidos.

## Fabrico de uma tala mandibular do tipo bloqueio

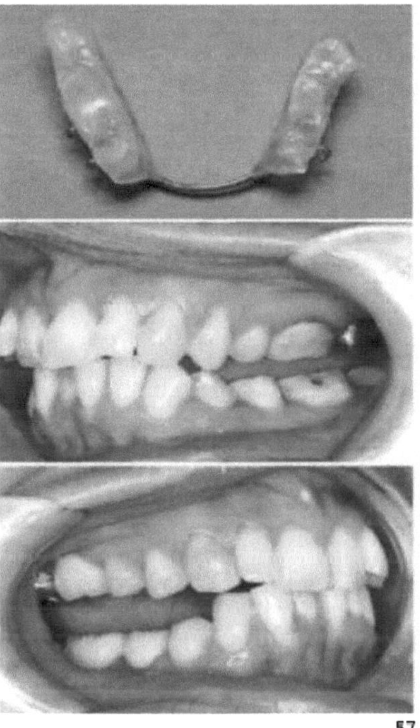

Figura 12

A construção das talas intra-orais é um pouco mais complicada quando os dentes estão presentes. Os limites da tala são delineados num duplicado do molde mandibular, encerado com duas camadas de cera de placa de base cor-de-rosa e a oclusão é aperfeiçoada Um fio de fecho flexível de aço inoxidável de calibre 14, com 4 cm de comprimento, é adaptado atrás do dente mais distal de cada lado e embebido em cera Estes fios funcionam eventualmente como dobradiças que unem a secção vestibular e lingual da tala. A porção vestibular da tala é dividida em qualquer área acessível que não esteja em linha direta com a fratura prevista. Esta divisão é normalmente efectuada na região do forame mental oposto. O modelo de cera de três secções com os fios da dobradiça no lugar é investido e curado em resina acrílica da maneira convencional. A tala processada tem dois segmentos que podem ser abertos e fechados e, quando fechados, encaixam confortavelmente nos encaixes de todos os dentes.

Uma pequena saliência de resina acrílica é colocada no aspeto mesial de cada asa para fixar a tala no seu lugar. São efectuados orifícios através da tala nas áreas interproximais dos dentes que vão ser utilizados para a fixação de fios adicionais. A tala de resina acrílica completa é colocada no molde e montada no articulador com o molde montado no maxilar. A oclusão é ajustada para as posições de trabalho e de equilíbrio.

A redução pós-cirúrgica da profundidade do pavimento da boca e da fixação muscular deve ser antecipada. Tal como na tala edêntula, o bordo lingual de cada segmento é reduzido em 3 mm e todos os bordos são arredondados e altamente polidos.

O ajuste e o percurso da tala são verificados e, se necessário, os contactos entre os dentes são aliviados para facilitar a colocação correcta. Os fios interproximais são colocados em posição e são aliviados para facilitar a colocação correcta. Os fios interproximais são colocados em posição e toda a tala é assentada e testada como uma unidade. A tala é removida da boca, limpa, embrulhada e esterilizada em óxido de etileno Frean maduro a 130 F durante 4 horas.

## A TALA DE PRATA FUNDIDA

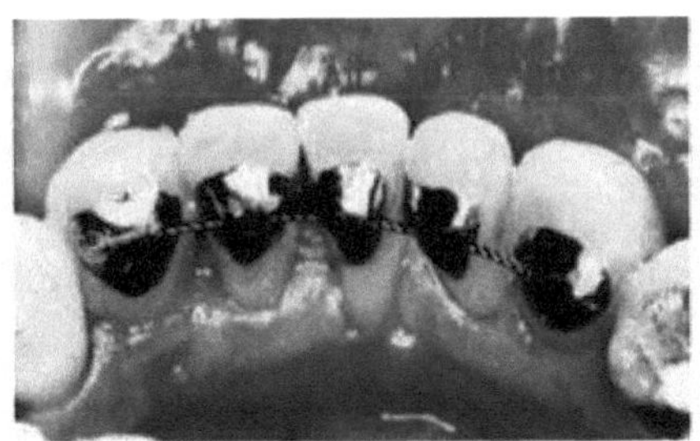

Figura 13

A tala de prata fundida é utilizada quando a tala de resina acrílica é demasiado volumosa ou flexível para as necessidades do doente, ou quando é necessária uma estabilização a longo prazo. Os princípios de construção da tala de gesso são os mesmos da tala de resina. O procedimento de enceramento requer uma única camada de cera de placa de base cor-de-rosa, e o bordo inferior estende-se apenas 3 mm para além das fendas gengivais. A secção lingual é moldada primeiro e as secções labiais são anexadas a ela. As charneiras, que se encontram nos lados distais dos dentes mais distais, são moldadas a partir da própria fundição e são montadas com rebites de latão ou cobre. O problema da descoloração pode ser evitado através do revestimento a ouro da peça fundida em prata.


## TALAS OCLUSAIS

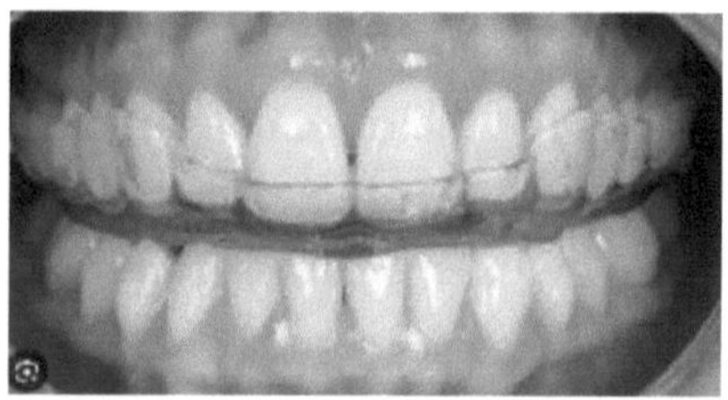

Figura 14: Tala oclusal

A terapia com talas é a arte e a ciência de estabelecer a harmonia neuromuscular no sistema mastigatório e criar uma desvantagem mecânica para as forças funcionais do Pará com aparelhos removíveis. Uma tala corretamente construída suporta uma relação harmoniosa entre os músculos da mastigação, conjuntos de discos, articulações, ligamentos, ossos, dentes e tendões.

## Tala oclusal De acordo com (GPT-8)

"Qualquer superfície oclusal artificial amovível para diagnóstico ou terapia que afecte a relação entre a mandíbula e o maxilar. Pode ser utilizada para estabilização oclusal, para tratamento de perturbações temperomandibulares ou para prevenir o desgaste da dentição"

## De acordo com Okeson

"Um aparelho oclusal é um dispositivo removível, normalmente feito de acrílico duro, que se encaixa sobre as superfícies oclusais e incisais dos dentes de uma arcada, criando um contacto oclusal preciso com os dentes da arcada oposta".

É comummente designado por protetor de mordida, protetor de noite, aparelho inter-oclusal ou dispositivo ortopédico.

## A razão de ser das talas oclusais

- A tala oclusal ideal é feita de resina acrílica processada em laboratório e deve cobrir as superfícies oclusais de todos os dentes de uma arcada.
- Deve proporcionar contactos simultâneos uniformes no fecho do eixo retruído com todos os dentes opostos.
- A tala oclusal ideal é feita de resina acrílica processada em laboratório e deve cobrir as superfícies oclusais de todos os dentes de uma arcada
- Deve proporcionar contactos simultâneos uniformes no fecho do eixo retruído com todos os dentes opostos.
- A tala proporciona ao paciente uma oclusão ideal com estabilidade posterior e orientação anterior. Provoca um relaxamento imediato e pronunciado dos músculos mastigatórios, o que resultará eventualmente no reposicionamento e fecho da mandíbula na posição retruída, sem interferência dos dentes. Para conseguir este relaxamento muscular e reposicionamento mandibular, a superfície oclusal da tala é plana e sem reentrâncias, de modo a não prender ou guiar a mandíbula para uma posição pré-determinada.
- Para conseguir o relaxamento muscular e o reposicionamento da mandíbula, a tala deve ser usada continuamente; caso contrário, a atividade dos músculos mastigatórios aumentará.

## CARACTERÍSTICAS DA TALA OCLUSAL

As características de uma tala bem sucedida devem incluir

1. Estabilidade

2. Equilíbrio na relação cêntrica

3. Paragens de igual intensidade em todos os dentes

4. Desclusão posterior imediata

5. Transições suaves nas excursões laterais, protrusivas e laterais alargadas

6) Conformidade dos doentes

**Tipos de talas oclusais (N. J Capp-1999)**

Muitos tipos de talas oclusais têm sido defendidos

Podem ser

1. Placas de cobertura oclusal total ou parcial

2. Reposicionamento ou estabilização maxilar ou mandibular

3. Talas feitas de vários materiais diferentes

## 1. Talas de cobertura parcial

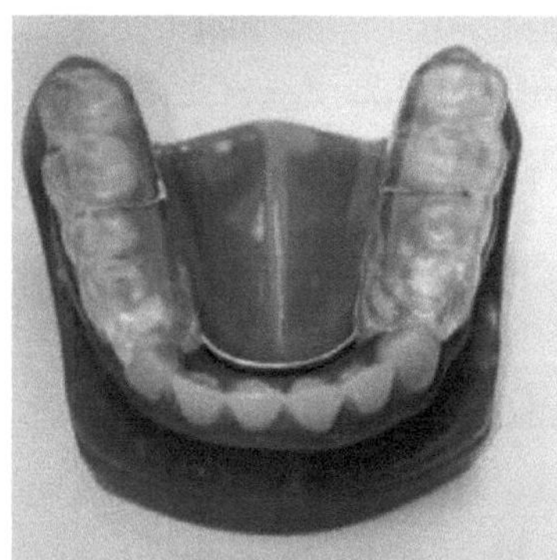

Figura 15

As talas oclusais devem ser usadas continuamente, muitas vezes por períodos consideráveis, para serem eficazes. Se uma tala não cobrir todas as superfícies oclusais de uma arcada, os dentes sem oposição continuarão a erupcionar, criando uma má oclusão iatrogénica. Isso se aplica tanto a splints de cobertura parcial anterior quanto posterior e seu uso, portanto, não pode ser recomendado. Os splints de cobertura parcial podem causar supra-erupção/intrusão de certos dentes.

## 2. Talas maxilares ou mandibulares

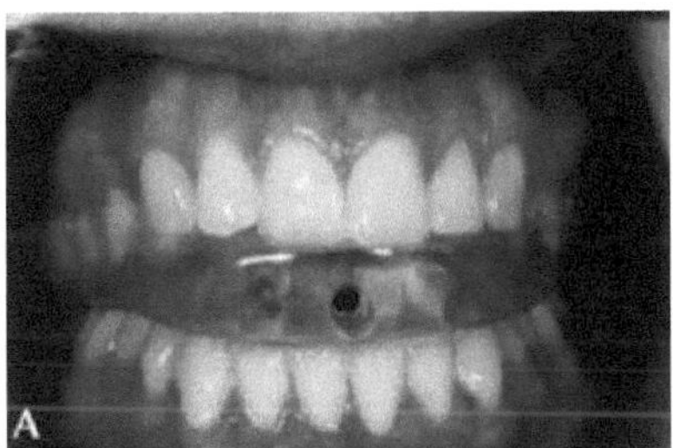


Figura 16

Se forem cumpridos os requisitos de cobertura oclusal total, estabilidade posterior, orientação anterior e utilização de um material adequado, qualquer uma das talas pode ser utilizada. Nas relações de incisão das classes I e II, é mais fácil produzir uma oclusão ideal com um aparelho maxilar, enquanto que o oposto é verdadeiro em situações de classe III:

## 3. Talas de estabilização versus talas de reposicionamento

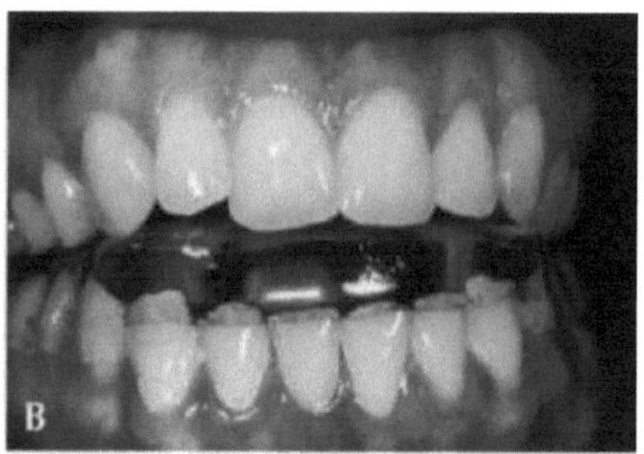

Figura 17

Ramfjord e Ash descreveram originalmente a tala de estabilização ou tipo Michigan. Trata-se de uma tala maxilar de cobertura total feita de resina acrílica processada em laboratório, que proporciona a exclusão entre uma superfície geralmente plana e os dentes opostos. Não é possível prever a extensão e a direção do reposicionamento da mandíbula, e qualquer tentativa de guiar a mandíbula mais ativamente com a tala pode, na realidade, impedir a estabilização da posição retruída.

A tentativa de guiar a mandíbula mais ativamente com a tala pode, na verdade, impedir a estabilização da posição retruída

1. As talas de estabilização, embora causem relaxamento muscular, podem também ajudar a reposicionar um menisco deslocado, desde que o deslocamento não seja demasiado grave nem demasiado duradouro.


2. A utilização de talas que procuram reposicionar a mandíbula numa posição pré-determinada tem sido defendida, particularmente em casos de desarranjo interno, em que alguns estudos demonstraram que as talas de reposicionamento são mais eficazes do que as talas de estabilização. Estes possuem superfícies oclusais com fossas bem definidas nas quais os

dentes opostos se localizam com fossas bem definidas nas quais os dentes opostos se localizam com a mandíbula na posição desejada. O problema com a utilização de tais talas é que podem não conseguir o relaxamento muscular mastigatório desejado, além de ser excecionalmente difícil, se não impossível, prever exatamente a posição em que a mandíbula deve ser colocada

Devido às dificuldades de utilização e às possíveis alterações irreversíveis que podem ser causadas na oclusão do paciente, a utilização destes aparelhos na prática geral só é recomendada com precaução e em mãos experientes

**Tipos de aparelhos oclusais**

Muitos tipos de aparelhos oclusais têm sido sugeridos para o tratamento de distúrbios da MT. Os dois mais importantes são o aparelho de relação cêntrica e o aparelho de reposicionamento anterior. Como o aparelho de relação cêntrica é usado para diminuir a hiperatividade muscular, também é chamado de aparelho de relaxamento muscular: O aparelho de reposicionamento anterior é por vezes chamado aparelho de reposicionamento ortopédico, uma vez que o seu objetivo é alterar a posição da mandíbula. Outros tipos de aparelhos oclusais são o plano de mordida anterior, o aparelho pivotante e o aparelho macio ou resiliente.

**<u>Tipos de aparelhos oclusais</u>**

1. Relação cêntrica / aparelho de relaxamento muscular

2. Reposicionamento anterior/aparelho de reposicionamento ortopédico

3. Plano de mordida anterior

4. Plano de mordida posterior

5. Aparelho giratório

6. Aparelho macio ou resiliente

**APLICATIVO DE RELAXAMENTO MUSCULAR (MR) Plano Plano, Share (maxilar) Tanner (mandibular), Reposicionamento superior Desprogramação muscular, ou CR**

<u>**Tala:**</u>

**Descrição e objectivos do tratamento**

- O aparelho MR é geralmente fabricado para a arcada maxilar e proporciona uma relação oclusal considerada óptima para o paciente.
- Quando está colocado, o côndilo está na sua posição mais estável do ponto de vista músculo-esquelético, no momento em que os dentes estão em contacto uniforme e simultâneo.
- Também é fornecida a exclusão de caninos dos dentes posteriores durante o movimento excêntrico.
- O objetivo do tratamento com os aparelhos MR é eliminar a má oclusão que contribui para o distúrbio da MT do paciente.

**Indicações**

O aparelho de RM é utilizado-

1. Para tratar a hiperatividade muscular

2. Os doentes com mioespasmo ou miosite

3. Se uma pessoa é "apertadora", os sintomas após uma lesão na face ou associados a uma doença inflamatória das articulações podem muitas vezes ser reduzidos com o uso deste aparelho.

## Técnica de fabrico simplificada

O aparelho MR em acrílico duro de arcada completa pode ser utilizado em qualquer arcada. Os moldes são montados num articulador. Os cortes inferiores na arcada maxilar são bloqueados e o aparelho é desenvolvido em cera. O aparelho em cera é revestido e processado com resina acrílica termopolimerizável, sendo depois ajustado intra-oralmente para uma adaptação final

Uma outra técnica comum utiliza moldes montados e acrílico autopolimerizável. Os cortes nos dentes superiores são bloqueados, é aplicada uma solução de separação aos moldes e o contorno pretendido do aparelho é delimitado com cera de corda. O monómero acrílico e o polímero são polvilhados no molde maxilar e o fecho do molde mandibular desenvolve a indentação oclusal.

## Fabrico do aparelho

O fabrico do aparelho oclusal maxilar envolve várias etapas:

- É efectuada uma impressão em alginato da arcada maxilar.
- É imediatamente vertida com um produto de gesso adequado

- O excesso de gesso labial aos dentes é aparado no aparador de modelos até à profundidade da vestibular. A base do molde é afinada até ser criado um orifício na parte mais profunda do palato. Com um adaptador de vácuo, uma folha de resina transparente de 0,08 polegadas de espessura é adaptada ao molde. O contorno do aparelho é então cortado do molde com um disco de separação.

- A borda lingual do aparelho estende-se de 10 a 12 mm a partir da borda gengival dos dentes em toda a porção lingual da arcada

- O bordo labial do aparelho termina entre os terços incisal e médio dos dentes anteriores.

- O rebordo à volta dos dentes posteriores pode ser ligeiramente mais longo. É mais seguro deixar o rebordo um pouco mais longo nesta altura. Se o aparelho oclusal não assentar completamente, os rebordos são encurtados lentamente até se obter um ajuste adequado.

- Mistura-se uma pequena quantidade de resina acrílica transparente autopolimerizável e adiciona-se à superfície oclusal da parte anterior do aparelho. Este acrílico actuará como o batente anterior. Tem cerca de 4 mm de largura e estende-se da zona vestibular à zona lingual do aparelho.

**Localização da posição CR**

Para que o aparelho oclusal seja otimamente eficaz, o côndilo deve estar localizado na sua posição mais estável do ponto de vista músculo-esquelético, que é a relação cêntrica. Duas técnicas têm sido amplamente utilizadas para encontrar a relação cêntrica

A primeira técnica utiliza as técnicas de orientação mandibular. Uma posição CR funcional só é possível quando os discos estão corretamente interpostos entre o côndilo e a fossa articular Se um dos discos estiver funcionalmente deslocado, a técnica de orientação da mandíbula localizará uma posição CR disfuncional

Na segunda técnica, é colocado um batente na região anterior do aparelho e os músculos são utilizados para localizar a posição músculo-esquelética estável do côndilo. Esta técnica utiliza os mesmos princípios que a utilizada com o calibre de lâminas.

- Numa posição reclinada, pede-se ao paciente que feche os dentes posteriores, o que faz com que apenas um incisivo mandibular entre em contacto com o batente anterior do aparelho.
- Os dentes posteriores da mandíbula não devem tocar em nenhuma parte do aparelho
- O contacto anterior é marcado com papel de articulação e ajustado de modo a proporcionar uma paragem perpendicular ao longo eixo do dente mandibular a ser contactado
- O batente anterior não deve ser inclinado mesialmente e criar um deslocamento para a frente ou deslizamento da mandíbula, uma vez que o aperto tenderá a reposicionar o côndilo para a frente, afastando-o da posição mais estável do ponto de vista músculo-esquelético.

Em ambas as técnicas, é importante comunicar bem com o doente relativamente à posição exacta da mandíbula. Uma vez que o batente anterior é plano, o paciente pode ficar saliente ao fechar numa posição anterior à RC. Isto é evitado fechando sobre os dentes posteriores.

**Desenvolver a oclusão**

Quando a posição CR tiver sido localizada, o doente deve familiarizar-se com ela, usando o aparelho durante alguns minutos, para se familiarizar com esta posição. São dadas instruções para bater no batente anterior. Isto ajuda a desprogramar o sistema de reflexo neuromuscular que coordenou as actividades musculares de acordo com as condições oclusais existentes:

Quando existe um distúrbio dos músculos mastigatórios ou há dificuldade em localizar uma posição de RC repetível, pode ser útil fazer com que o paciente use o aparelho apenas com o stop anterior durante 24 horas antes de completar o aparelho.

Quando a posição da relação cêntrica tiver sido cuidadosamente localizada pelo paciente, o aparelho é removido da boca e a resina autopolimerizável é adicionada às restantes regiões anteriores e posteriores da superfície oclusal. Deve ser adicionada resina suficiente para mostrar as indentações de cada dente da mandíbula, e resina adicional é adicionada à região anterior vestibular dos caninos da mandíbula para a futura rampa de orientação. O aparelho é então recolocado na boca, e o paciente fecha ou é guiado até o RC. Os dentes da mandíbula devem afundar no acrílico macio até os incisivos contactarem com o batente anterior. Após 20 a 30 segundos, o paciente é instruído a abrir lentamente até que a superfície oclusal do aparelho possa ser visualizada. O paciente fecha novamente até que a resina fique firme e mantenha a sua forma. De seguida, retira-se o aparelho.


**Critérios finais para o aparelho de relaxamento muscular:**

Os oito critérios seguintes devem ser cumpridos antes de o paciente receber o aparelho de relaxamento muscular

1. Deve ajustar-se com precisão aos dentes maxilares, com total estabilidade e retenção quando em contacto com os dentes mandibulares e quando verificado por palpação digital.

2. Em RC, todas as cúspides vestibulares posteriores da mandíbula devem tocar em superfícies planas com força uniforme.

3. Durante o movimento protrusivo, os caninos mandibulares devem entrar em contacto com o aparelho com uma força uniforme. Os incisivos mandibulares também podem entrar em contacto com o aparelho, mas não com mais força do que os caninos.

4. Em qualquer movimento lateral, apenas o canino mandibular deve apresentar contacto laterotrusivo com o aparelho.

5. Os dentes posteriores mandibulares só devem entrar em contacto com o aparelho no fecho CR

6. Na posição de alimentação de alerta, os dentes posteriores devem entrar em contacto com o aparelho de forma mais proeminente do que os dentes anteriores 7. A superfície oclusal do aparelho deve ser tão plana quanto possível, sem marcas das cúspides mandibulares.

8. O aparelho oclusal é polido de modo a não irritar os tecidos moles adjacentes.

**Instruções e ajustamentos:**

O paciente é instruído sobre a colocação e remoção correcta do aparelho

A pressão dos dedos é utilizada para alinhar e assentar inicialmente. A remoção é mais fácil apanhando-o perto da área do primeiro molar com as unhas dos dedos indicadores e puxando as extremidades distais para baixo.

Quando o problema é o bruxismo, o uso noturno é essencial, enquanto que o uso diurno pode não ser tão importante. Quando o problema é a retrodiscite, o aparelho pode precisar de ser usado a maior parte do tempo. Foi demonstrado que os distúrbios de dor miógena respondem melhor ao uso em tempo parcial (especialmente durante a noite), enquanto que os distúrbios intracapsulares são mais bem tratados com o uso contínuo. Se o uso do aparelho causar um aumento da dor, o paciente deve interromper o uso e comunicar o problema imediatamente para avaliação e correção.

Em certas ocasiões, a fabricação de um aparelho de relaxamento muscular mandibular pode ser desejável. As evidências sugerem que os aparelhos maxilares e mandibulares reduzem os sintomas da mesma forma. As principais vantagens do tipo mandibular são o facto de afetar menos a fala e a estética poder ser melhor.

## <u>APARELHO DE REPOSICIONAMENTO ANTERIOR</u>

Descrição e objectivos do tratamento

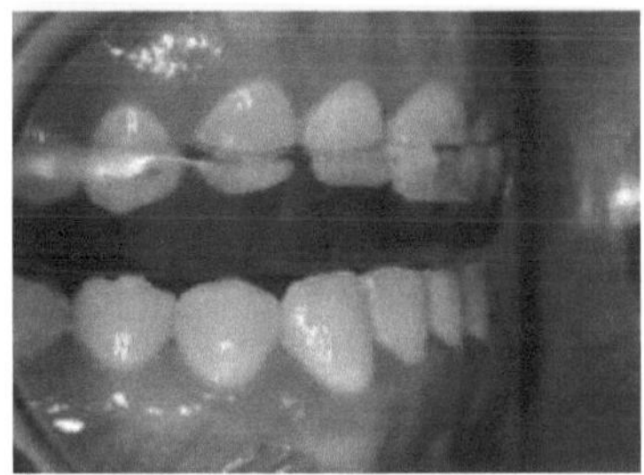

Figura 18.

## Descrição e objectivos do tratamento

- O aparelho de reposicionamento anterior é um dispositivo interoclusal que incentiva a mandíbula a assumir uma posição mais anterior do que a oclusão cêntrica
- O objetivo é proporcionar uma melhor relação côndilo-disco nas fossas com perturbações de interferência discal. Não altera permanentemente a posição mandibular, mas apenas altera a posição temporariamente enquanto a função normal do complexo côndilo disco regressa.

## Indicações

1. O aparelho de reposicionamento anterior é utilizado principalmente para tratar perturbações de interferência discal

2. Os doentes com sons articulares também podem ser tratados

3. O bloqueio intermitente ou crónico da articulação também pode ser tratado.

4. Algumas doenças inflamatórias são tratadas com o aparelho, uma vez que, por vezes, apenas um ligeiro posicionamento anterior do côndilo é mais confortável para o doente.

## Técnica de fabrico simplificada

Tal como o aparelho de RM, o dispositivo de reposicionamento anterior é uma construção em acrílico duro de arcada completa que pode ser utilizada em qualquer arcada. No entanto, a arcada maxilar é preferida porque é mais fácil fabricar uma rampa de guia para direcionar a mandíbula para a posição anterior desejada. Com um aparelho mandibular, a rampa de orientação não alcança esta posição para a frente tão facilmente e, assim, a mandíbula não é tão bem controlada.

## Fabrico do aparelho

O passo inicial do fabrico de um aparelho de reposicionamento anterior maxilar é idêntico ao do fabrico de um aparelho de relaxamento muscular. O batente anterior é construído e adaptado aos dentes maxilares. Uma vez que o acrílico que se estende sobre as superfícies vestibulares dos dentes maxilares não é necessário para fins de retenção ou oclusão, é removido para melhorar o conforto e a estética.

## Ajustar a oclusão (Harry C. Lundeen e Charles Gibbs)";

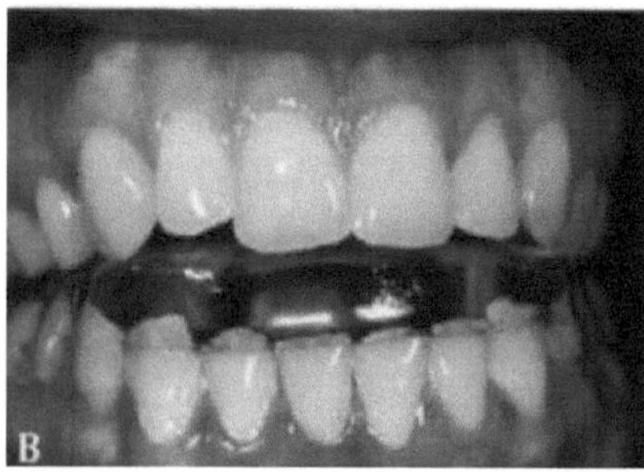

Figura 19

Tal como o aparelho de estabilização, o aparelho de posicionamento anterior requer contactos oclusais planos para todos os dentes em oclusão. A diferença deste aparelho é a rampa de orientação anterior, que requer que a mandíbula assuma uma posição mais avançada no ICP. O contacto oclusal plano é desenvolvido para os dentes postenor e a grande rampa lingual na região anterior é apenas suavizada. Após algumas batidas no papel articulador vermelho, o aparelho é removido e avaliado O contacto sonoro deve ser visível em todas as pontas das cúspides. Um aparelho bem ajustado permite o contacto em todos os dentes de forma uniforme e simultânea na posição estabelecida para a frente. A rampa é desenvolvida numa superfície de deslizamento suave, de modo a não promover a captura ou o bloqueio dos dentes em qualquer posição

## Critérios finais para o aparelho de posicionamento anterior

Os seguintes critérios devem ser cumpridos pelo aparelho de posicionamento anterior antes de ser administrado ao paciente

1. Deve ajustar-se com precisão aos dentes maxilares com total estabilidade e retenção quando em contacto com os dentes mandibulares e quando verificado por palpação digital.

2. Na posição estabelecida para a frente, todos os dentes mandibulares devem entrar em contacto com o aparelho com uma força uniforme.

3. A posição de avanço estabelecida pelo aparelho deve eliminar os sintomas articulares durante a abertura e o fecho de e para essa posição

4. Na amplitude de movimento retruída, a rampa de orientação protrusiva lingual deve contactar e, após o fecho, direcionar a mandíbula para a posição anterior estabelecida.

5. O aparelho deve ter um polimento suave e ser compatível com as estruturas tecidulares adjacentes.

**Instrução e adaptações:**

São dadas instruções sobre a colocação e remoção do aparelho de reposicionamento anterior. O paciente é instruído a usar o aparelho à noite e durante o dia, conforme necessário para reduzir os sintomas. Por vezes, o doente pode ter de usar o aparelho durante todo o tempo, consoante a gravidade dos sintomas.

## PLANO BITE ANTERIOR (Glenn J Clark 1984)

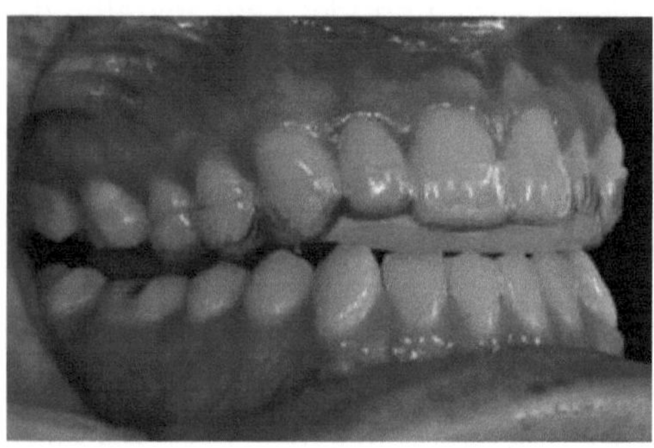

Figura 20

**Descrição e objectivos do tratamento**

O plano de mordida anterior é um aparelho de acrílico duro usado sobre os dentes maxilares, proporcionando contacto apenas com os dentes anteriores da mandíbula. O seu objetivo principal é desbloquear os dentes posteriores, eliminando assim a sua influência na função do sistema mastigatório.

## Indicações

1. O plano de mordida anterior tem sido sugerido para o tratamento de distúrbios musculares relacionados com a instabilidade ortopédica ou uma alteração precisa da condição oclusal

2. A atividade parafuncional pode também ser tratada com este medicamento durante um curto período de tempo.

## Complicações

Algumas complicações importantes podem surgir quando se utiliza um plano de mordida anterior ou qualquer aparelho que cubra apenas uma parte de uma arcada. Os dentes posteriores não opostos têm o potencial de supra-erupção. Se o aparelho for usado continuamente durante várias semanas ou meses, existe uma grande probabilidade de os dentes posteriores mandibulares não opostos supra-irromperem. Quando este contacto e o aparelho são removidos, os dentes anteriores deixam de estar em contacto e o resultado é uma mordida aberta anterior.

Recentemente, foi comercializado um aparelho novo e útil para o tratamento das dores de cabeça. Este aparelho foi designado para o tratamento das dores de cabeça. Este aparelho foi designado por "Sistema de supressão da tensão de inibição do trigémeo nociceptivo" (NTITSS ou NTI). O conceito não é novo, de facto, trata-se de um plano de mordida anterior que apenas permite a oclusão dos incisivos centrais anteriores. Foi sugerido que o NTI era apenas ligeiramente mais eficaz do que a terapia com aparelhos padrão para a redução da dor de cabeça. No entanto, os autores deste estudo não representaram o padrão ouro para a terapia com aparelhos. Em vez disso, eles compararam com uma moldeira de clareamento que nunca foi avaliada para dor de cabeça. Também foi constatado que o NTI não foi mais eficaz do que um aparelho de estabilização para DTMs. Uma descoberta importante foi o facto de um dos 15 pacientes ter desenvolvido uma mordida aberta anterior com a ITN, enquanto nenhum dos pacientes que usaram um aparelho de estabilização teve quaisquer alterações oclusais. Isto sugere que o NTI representa um fator de risco maior para a alteração permanente da oclusão do que o aparelho de estabilização.

## PLANO DE MORDIDA POSTERIOR

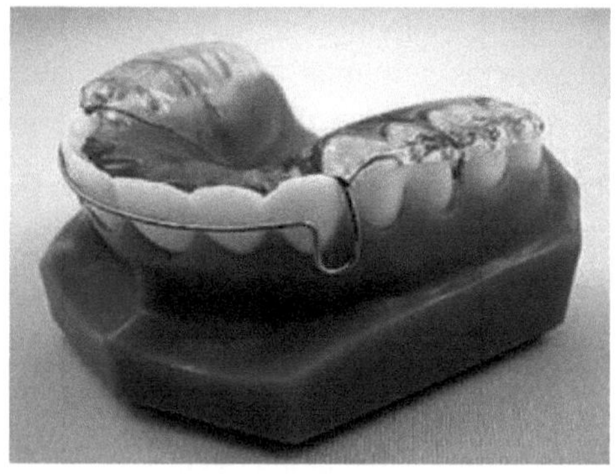

Figura 21

## Descrição e objectivos do tratamento

O plano de mordida posterior é normalmente fabricado para os dentes mandibulares e consiste em áreas de acrílico duro localizadas sobre os dentes posteriores e ligadas por uma barra lingual de metal fundido. Os objectivos do tratamento do plano de mordida posterior são conseguir alterações importantes na dimensão vertical e no posicionamento mandibular.

## Indicações

1. Os planos de mordida posteriores têm sido defendidos em casos de perda grave de dimensão vertical ou quando é necessário efetuar grandes alterações no posicionamento anterior da mandíbula.

2. Alguns terapeutas sugeriram que este aparelho fosse utilizado por atletas para melhorar o desempenho desportivo.

3. A utilização deste aparelho pode ser útil para certas perturbações de desarranjo discal, embora este aparelho não tenha sido bem estudado para esta condição...

## Complicações

Tal como acontece com o plano de mordida anterior, a maior preocupação em torno deste aparelho é o facto de ocluir apenas com parte da arcada dentária e, portanto, permitir uma potencial supra-erupção da arcada dentária e, portanto, permitir uma potencial supra-erupção dos dentes não ocluídos e/ou intrusão dos dentes ocluídos. O uso constante e a longo prazo deve ser desencorajado. Na maioria dos casos, quando são tratados distúrbios de desarranjo discal, toda a arcada deve ser incluída, como no caso dos aparelhos de posicionamento antenor

## **APARELHO GIRATÓRIO**

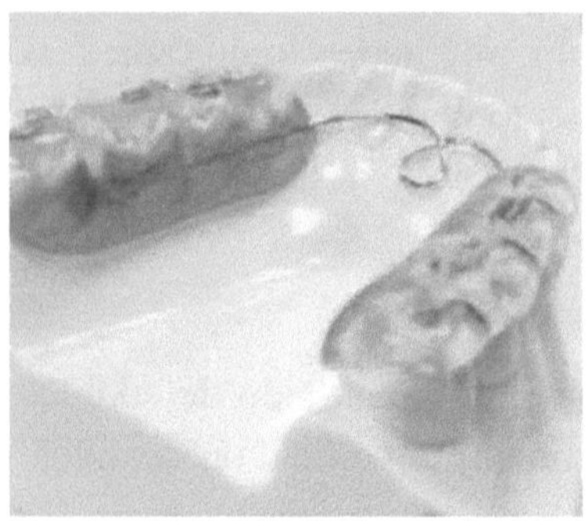

Figura 22

### **Descrição e objectivos do tratamento**

O aparelho pivotante é um dispositivo de acrílico duro que cobre uma arcada e que normalmente proporciona um único contacto posterior em cada quadrante. Este contacto é normalmente estabelecido o mais posteriormente possível. Quando é aplicada uma força superior sob o queixo, a tendência é empurrar os dentes anteriores para perto uns dos outros e rodar o côndilo para baixo em torno do ponto de articulação posterior

### **Indicações**

Foi desenvolvido com a ideia de que diminuiria a pressão interarticular e, assim, descarregaria a superfície articular da articulação.

- Tratamento dos sintomas relacionados com as doenças degenerativas da ATM.

- Também pode ser utilizado para diminuir as forças da articulação através de ligaduras elásticas enroladas desde o queixo até ao topo da cabeça.
- Se o dispositivo for utilizado, não deve ser utilizado durante mais de uma semana, uma vez que é suscetível de invadir o segundo molar utilizado como pivô

## APARELHO MACIO OU RESILIENTE

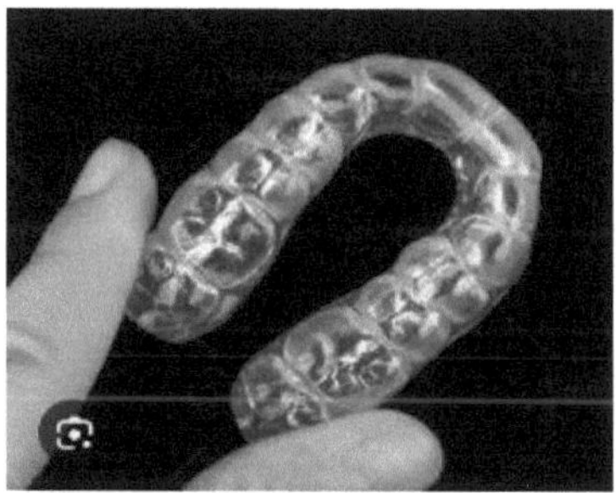

Figura 23/24.

### Descrição e objectivos do tratamento

O aparelho macio é um dispositivo fabricado com um material resiliente que é normalmente adaptado aos dentes superiores. O objetivo do tratamento é conseguir um contacto uniforme e simultâneo com os dentes opostos. Em muitas circunstâncias, isto é difícil de conseguir com precisão, uma vez que a maioria dos materiais macios não se ajustam facilmente aos requisitos exactos do sistema neuromuscular

### Indicações

1. Como dispositivo de proteção para pessoas susceptíveis de sofrerem traumatismos na arcada dentária.

2. Para os pacientes que apresentam níveis elevados de cerramento e bruxismo.

As evidências científicas apoiam a utilização de aparelhos rígidos para a redução dos sintomas relacionados com a atividade funcional de Para. Os aparelhos macios não estão bem documentados na literatura científica.

Um dos primeiros investigadores concluiu que os protectores de mordida duros são mais eficazes do que os moles. Ramfjord e Ash afirmaram que os aparelhos moles não eram eficazes, uma vez que o paciente brincava com o aparelho e também eram difíceis de ajustar ou polir.

**Vantagens das talas rígidas em relação às talas macias**

1. Fácil de ajustar e polir

2. Fabricado de forma fácil e rápida

3. Podem ser facilmente reparados e revestidos de novo

4. Mantêm bem a dimensão vertical.

5. Ao contrário das talas rígidas, as talas macias provocam uma mudança na posição do dente e aumentam a atividade funcional do Para.

## <u>OUTROS SPLINTS:</u>

## <u>Tala de expansão da comissura oral. Tala para queimaduras</u>

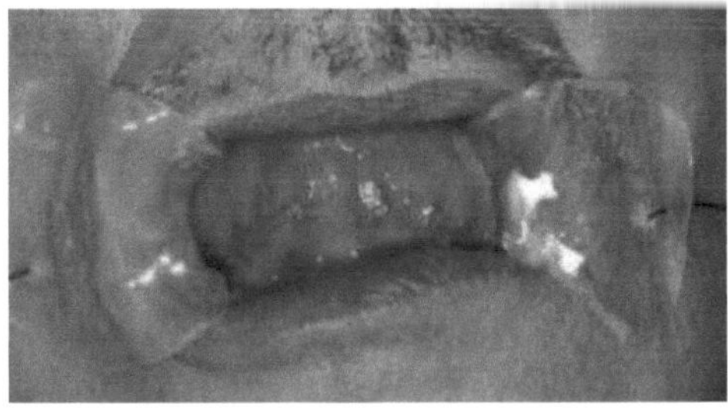

Figura25

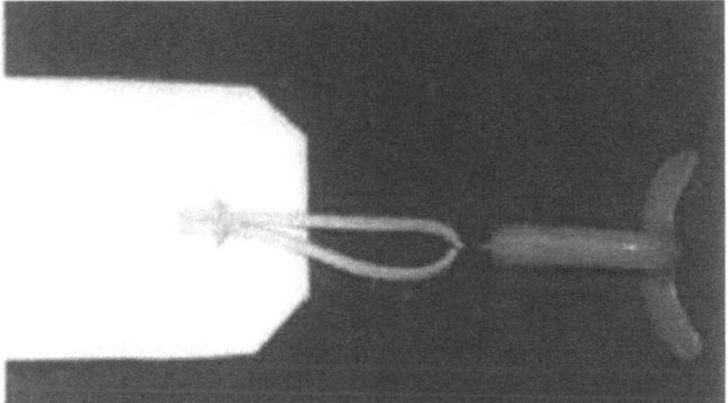

Figura 26

A microstomia (diminuição da abertura bucal) pode resultar de queimaduras faciais, traumatismo, ressecção cirúrgica, radiação e outras razões. Nestas condições, para permitir a liberdade de abertura da boca, pode ser aplicada uma pressão contínua que leva ao estiramento dos tecidos e evita uma maior contração da ferida

A tala de queimadura consiste em dois blocos de acrílico em forma de C, ligados por um parafuso de expansão ortodôntica. O bloco de acrílico é fabricado registando a impressão do canto da boca. O parafuso de expansão ortodôntica é ativado lentamente para aplicar forças de alongamento no canto da boca. Após um período de 4 a 6 semanas, verifica-se uma melhoria da abertura.

**Tala nasal**

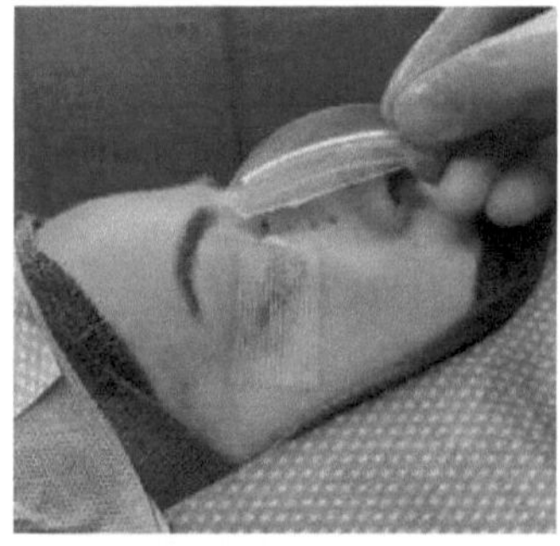

Figura 27

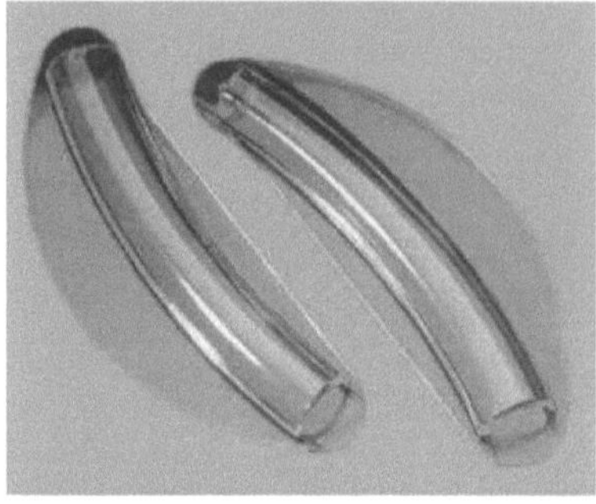

Figura 28

Após a redução da fratura nasal ou da thinoplastia, são colocados splints nasais para controlar a hemorragia e evitar a recidiva.

A tala nasal pode ser fabricada com resina autopolimerizável ou com material de polimerização à luz visível As talas nasais podem ser estabilizadas nas suas respectivas posições com pensos adesivos

## <u>ESCOLHER A TALA CORRECTA</u>

A determinação do tipo apropriado de terapia com tala depende do diagnóstico específico da desordem temperomandibular e de um conhecimento profundo da anatomia do complexo côndilo-disco

Os doentes apresentam sintomas dolorosos nos músculos faciais, dores de cabeça, amplitude de movimentos limitada, inflamação frequente das articulações e interferências oclusais na RC, Esta assimetria anatómica é reversível se for detectada a tempo e tratada com terapia de plano de mordida ou terapia de tala permissiva na fase I (tratamento reversível) e com terapia de fase II apropriada (terapia oclusal aditiva ou subtractiva, dentisteria restauradora, ortodontia, cirurgia maxilofacial e cirurgia alveolar segmentar) para restaurar o equilíbrio na posição de RC'

A coordenação entre o músculo e o disco tem os mesmos sinais e sintomas que a coordenação muscular, exceto o estalido recíproco ou uma história de estalido recíproco que pára Os doentes apresentam frequentemente a parte medial do côndilo intacta sob o disco, com o pólo lateral do disco danificado devido a carga ou estiramento e subsequente laxidez ligamentar A maioria dos sintomas pode ser reversível se for detectada a tempo, embora a reversibilidade do estalido dependa da forma do disco distorcido e da fibrose do músculo pterigoide lateral O tratamento inclui normalmente uma terapia com tala permissiva e uma terapia de fase II para estabilização devido à estrutura ligamentar fraca.

Com a coordenação muscular e discal avançada, os sintomas podem ser os mesmos das fases anteriores, embora possa ser evidente o bloqueio do maxilar, ruídos articulares dolorosos e aumento da dor com a terapia com talas. Estes doentes têm muitas vezes uma longa história de ruídos articulares sem dor que se tornaram dolorosos A dor à carga com a manipulação bimanual é evidente e pode ser extrema, As técnicas de diagnóstico incluem tomogramas sagitalmente corrigidos e imagens de ressonância magnética Pode ser necessária uma intervenção cirúrgica, dependendo da localização e do grau de deslocação do disco. Estas fases são irreversíveis, mas podem ser geridas até um estado sem dor com medicamentos adequados, terapia com talas e terapia de fase II.

**Tala temporária de curta duração:** As talas temporárias são usadas durante menos de 6 meses e não podem ser seguidas de terapia adicional com talas.

**Tala provisória de médio prazo:** As talas provisórias são utilizadas durante meses a vários anos, com o fim definitivo da terapia com talas.

**Tala permanente de longa duração:** A tala permanente mantém a estabilidade a longo prazo

**Talas de arame**: As talas de arame liso têm um longo historial na terapia penodontal. Atualmente, estas talas raramente são utilizadas devido à melhoria da ciência dos materiais e à invenção de materiais superiores. A aplicação de tais talas de arame é vista em casos de trauma tratados pelos cirurgiões orais. Estas talas são feitas com fio de ligadura. Embora estas talas possam reduzir o movimento de dentes com mobilidade muito acentuada, tendem a deslizar e a soltar-se, o que não favorece a higiene oral.


## EXAME MUSCULAR

Um método amplamente aceite para determinar a sensibilidade e a dor muscular é a palpação digital. Um músculo saudável não provoca sensações de dor ou sensibilidade quando palpado

A palpação do músculo é efectuada principalmente através da superfície palmar do dedo médio, com o indicador e o indicador a testar as áreas adjacentes. A técnica de exame dos diferentes músculos é descrita a seguir.

## Temporal

O Temporalis está dividido em três áreas funcionais e, por conseguinte, cada área é palpada de forma independente. Em caso de dúvida quanto à colocação correcta dos dedos, pede-se ao doente que aperte os dentes. O músculo contrai-se e as fibras devem ser sentidas sob a ponta dos dedos

O tendão do temporal é palpado colocando os dedos na superfície temporal

## Masseter

O masseter é palpado bilateralmente nas suas fixações superior e inferior Primeiro, os dedos são colocados em cada arco zigomático. De seguida, descem ligeiramente até à porção do masseter ligada ao arco zigomático, imediatamente anterior à articulação. Uma vez palpada esta porção, os dedos descem até à inserção inferior na borda interior do ramo. A área de palpação situa-se diretamente acima da inserção do corpo do masseter.

## Esternocleidomastoideu

A palpação é efectuada bilateralmente perto da sua inserção na superfície externa da fossa mastoide, atrás da orelha. Palpa-se todo o seu comprimento, até à sua origem junto à clavícula.

## Manipulação funcional do músculo pterigoide lateral inferior

## Contração

Quando o pterigoide lateral inferior se contrai, a mandíbula é protruída e/ou a boca é aberta. A manipulação mais eficaz é, portanto, fazer com que o paciente se projete contra a resistência fornecida pelo examinador.

## Alongamento

O pterigoide lateral infenor estica-se quando os dentes estão em máxima intercuspidação. Por conseguinte, se for a fonte de dor quando os dentes estão cerrados, a dor irá aumentar:


## Manipulação funcional do músculo pterigoide lateral superior

## Contração

O pterigoide lateral superior contrai-se com os músculos elevadores e, especialmente, durante um golpe de força (cerrar os dentes). Por conseguinte, se for a fonte da dor, o cerrar dos dentes aumentará a dor. Se for colocada uma lâmina de língua entre os dentes e o doente cerrar o separador, a dor aumenta novamente com a contração do pterigoide lateral superior.

## Alongamento

É o mesmo que para o pterigoide lateral inferior


## O QUE PODEM FAZER AS TALAS OCLUSAIS?


1. Estabilização de dentes fracos Uma tala oclusal pode estabilizar eficazmente dentes fracos ou hipermóveis através da adaptação do material da tala em torno das superfícies axiais

2. Distribuição das forças oclusais

3. Redução do desgaste

4. Estabilização de dentes não opostos

## O QUE É QUE AS TALAS NÃO PODEM FAZER?

Spl ints não podem fazer três coisas básicas

1. Descarregar a junta

2 Prevenir o bruxismo, ou

3. Curar o doente

Alguns autores afirmam que as talas funcionam para descarregar as articulações e, portanto, aliviar a pressão sobre o disco. Esta teoria foi refutada por Kuboki et al e não pode ser explicada anatomicamente ou fisiologicamente. Os músculos elevadores estão localizados atrás do dente mais posterior e, portanto, garantem que a articulação estará sempre carregada quando os elevadores se contraem. A teoria da descarga é provavelmente usada para proteger a validade de desenhos de talas que são ineficazes na sua função teorizada. Essas talas abrem a dimensão vertical e descomprimem minimamente a cabeça do côndilo quando não estão carregadas para reduzir as pressões teciduais superiores. Eles também podem aumentar a carga da articulação temperomandibular que resulta de uma maior eficiência muscular máxima.

As talas não previnem o bruxismo: equilibram a distribuição da força por todo o sistema mastigatório. Podem diminuir a frequência mas não a intensidade dos episódios de bruxismo.

As talas também não curam os doentes, dão-lhes a oportunidade de se curarem a si próprios. O doente não paga apenas o fabrico de uma tala, mas também os cuidados, a competência e o discernimento do profissional cujo objetivo é permitir a cura através de uma conceção, monitorização e ajustamento adequados.

## RESUMO

Apesar das questões não respondidas sobre os mecanismos fisiológicos que explicam a eficácia dos aparelhos intra-orais na redução dos sintomas das DTMs, existe ainda uma grande quantidade de documentação que comprova que os aparelhos intra-orais, quando utilizados no plano de tratamento com precisão, podem contribuir para o alívio dos sintomas das DTMs. O clínico é encorajado a avaliar completamente cada caso particular de paciente, num esforço para desenvolver um diagnóstico diferencial que conduza a um plano de tratamento eficaz:

Antes de iniciar qualquer terapia com aparelhos para uma DTM, o clínico deve estar confiante de que o paciente beneficiará da abordagem terapêutica: Se os sintomas diminuírem, isso fornecerá informações adicionais de diagnóstico O clínico também precisa de considerar que 40% dos pacientes que sofrem de DTM demonstram uma resposta favorável à terapia devido a um efeito placebo. Como em qualquer tratamento, uma boa relação paciente-dentista e concomitante com a educação patente. pode permitir que os sentimentos e ansiedades do paciente. Pode contribuir para uma resposta positiva e favorável à terapia com splint oclusal intra-oral.

# ESTAÇÕES

# ESTAÇÕES

**Tipos de Stents:**

1. Stents cirúrgicos:

    a) Redução de Tori

    b) Extracções

    c) Excisão de tecidos moles

    d) Após vestibuloplastias

    e) Após tuberoplastia

    f) Para procedimentos de aumento do rebordo

    g) Para hemimaxillectomia

    h) Para defeitos mandibulares como a ressecção marginal, a ressecção segmentar, a hemi-mandibulectomia

2. Stents anti-hemorrágicos

3. Stents periodontais

4. Stents de drenagem

5. Stent de compressão para queloide

6. Stent nasal

7. Trismus stent (abridor de mordida dinâmico)

8. Stent de radiação

    a) Dispositivos de acoplamento por radiação

    b) Stents para proteção dos tecidos adjacentes (stent de proteção, espaçadores)

c) Stents para transportar as fontes de radiação

d) Stents para fornecer bolus durante a radioterapia

9. Stents portadores de flúor

10. Stents de transporte de medicamentos

Stents é qualquer prótese suplementar utilizada em conjunto com um procedimento cirúrgico para manter um enxerto de pele no lugar, frequentemente modificada com acrílico ou composto de impressão de modelação dentária. (GPT-8) As endopróteses são modalidades com uma variedade de papéis a desempenhar. Estes dispositivos oferecem muitas vantagens em tratamentos que envolvem cirurgia da cabeça e do pescoço, radioterapia, cirurgia oral, periodontia, endodontia e pedodontia.

Estes dispositivos mantêm unido o segmento de tecidos, protegem contra a hemorragia, ajudam na drenagem de pus ou outros exsudados, mantêm os enxertos de pele em posição e protegem os tecidos saudáveis da radiação. Existem vários tipos de stents mencionados na literatura. Estes são discutidos de seguida:

## STENTS CIRÚRGICOS

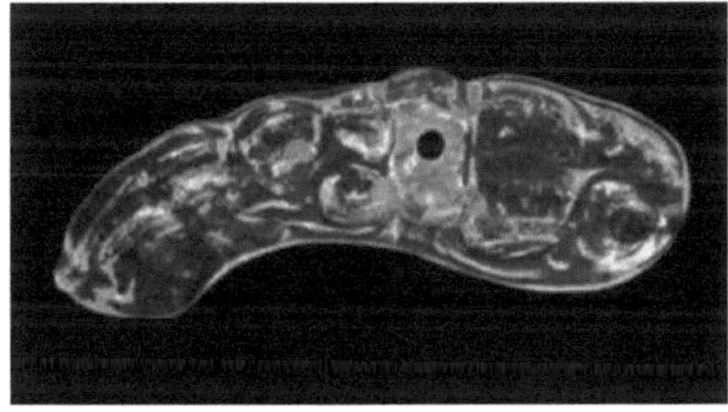

Estes dispositivos são utilizados para aplicar pressão nos tecidos moles para facilitar a cicatrização e evitar a cicatrização ou o colapso dos tecidos cicatrizados

**Justificação para os stents cirúrgicos:**

1). Para apoiar os tecidos moles

2) Para proteger o local da cirurgia de agressões químicas, térmicas e mecânicas

3) Para evitar a irritação dos tecidos moles adjacentes

4) Para controlar a hemorragia pós-operatória.

   a. Stent para toros palatinos e caninos com impacto palatino:

**Procedimento**: O molde pré-operatório é feito e é alterado através da raspagem do tónus palatino. Cerca de 0,5 mm de espaçador é colocado no local da cirurgia no molde e uma resina de cura a frio é adaptada juntamente com as peças de retenção, como grampos de Adão ou grampos em C. O stent é separado do molde após a polimerização, aparado e polido.

Após os procedimentos cirúrgicos, a endoprótese é experimentada na cavidade oral. Se existirem peças de pressão, estas são aliviadas e a endoprótese é colocada durante 5-7 dias.

b. Stent cirúrgico para toros mandibulares:

O molde é modificado através do corte dos toros e utilizado para o fabrico do stent. Para uma melhor adaptação e uma pressão positiva no local da cirurgia, o stent pode ser revestido com um condicionador de tecido

c. Stent cirúrgico para vestibuloplastia:

Justificativa: Após a vestibuloplastia, a posição dos tecidos recolocados deve ser mantida por stents corretamente estendidos. Por conseguinte, as endopróteses cirúrgicas são fabricadas com uma ligeira extensão excessiva.

Procedimento: Antes do procedimento cirúrgico, devem ser efectuadas impressões demasiado alargadas ou o molde deve ser modificado para aumentar a profundidade do vestíbulo. O stent é fabricado com resina termopolimerizável ou autopolimerizável.

Após o procedimento cirúrgico e o reposicionamento da mucosa ou reposicionamento dos músculos e a colocação do enxerto de pele, o stent é experimentado e, se existirem partes de pressão, estas são revividas. A extensão vestibular do stent é verificada e ajustada. Se a extensão for insuficiente, pode ser revestida com guta percha ou composto de impressão

No caso de enxertos de pele, os enxertos de pele são fixados ao stent utilizando um adesivo, ou seja, tintura de benzoína. O stent cirúrgico é estabilizado pela sutura circum-mandibular, no caso da mandíbula, e pela sutura palatina, no caso da maxila. O stent é deixado intacto durante 7 a 10 dias. Após 7 a 10 dias, o stent é removido, os enxertos em excesso são aparados e o stent é revestido semanalmente uma vez para evitar partes de pressão e necrose. Após 3 a 4 semanas, o stent é removido e deixa-se cicatrizar secundariamente.


## Stents cirúrgicos para Tuberoplastia por Obswegeser

No caso de entalhes hamulares pouco profundos ou estreitos, presença de rebaixos ósseos desfavoráveis em relação à tuberosidade ou presença de tecidos moles muito deslocáveis (tuberosidade pediculada) na tuberosidade, sugere-se a tuberoplastia

Procedimento: O molde é obtido e modificado em conformidade, com a remoção do rebaixo ósseo ou o aprofundamento do entalhe hamular ou a remoção dos tecidos flácidos. O stent cirúrgico é fabricado no molde modificado com um espaçador de 0,5 mm. Após o procedimento cirúrgico, o espaçador é removido e revestido com um condicionador de tecidos moles e inserido na cavidade oral para estabilizar a ferida cirúrgica.

## Stents cirúrgicos para aumento do rebordo com cristais de hidroxiapatite não reabsorvível (NRHA): (Garret D em 1985)

**Indicações**: Os stents cirúrgicos para aumento da NRHA são necessários

- Para evitar a migração granular:
- Para evitar o impacto inter-arcos
- Para evitar a deiscência, a colagem diferida
- Para evitar cortes inferiores desfavoráveis

**Etapas do fabrico:**

Os moldes de diagnóstico de desdentados são montados no articulador. A área de aumento pretendida é encerada e arrefecida. Os moldes são duplicados em gesso dentário. As placas termoplásticas são adaptadas sobre ele. As placas termoplásticas são aparadas e polidas nos bordos e utilizadas como guia para a colocação dos enxertos de hidroxiapatite e também para estabilizar os enxertos após a colocação. Os stents são utilizados durante 15 a 20 dias, até que ocorra a cicatrização primária.

## Stents cirúrgicos em grandes cirurgias maxilofaciais:

1. Hemimaxillectomia:

Necessidade de stent cirúrgico

- Apoiar o bloco cirúrgico com medicamentos.
- Para controlar a hemorragia pós-operatória
- Para evitar espaços mortos e hematomas.
- Para manter os tecidos moles em posição e assim reduzir a contratura
- Para manter os maxilares em posição
- Para reduzir o embaraço do paciente devido a um grande defeito maxilar
- Permite uma alimentação fácil e reduz a duração da hospitalização

**Fabrico de stents cirúrgicos:**

São efectuadas impressões pré-operatórias e é feita uma modificação do molde para obter contornos normais. A retenção do stent é obtida através da adaptação de grampos ortodônticos de arame forjado (grampo de Adão ou grampos em "C" ou grampos de extremidade em bola). A retenção para os stents também pode ser obtida utilizando fios de ligadura e fios transzigomáticos ou Tran's palatais.


**Modificação do lado do tecido do stent:**

Os elementos retentivos devem ser fornecidos para reter a massa de impressão ou a guta percha para suportar defeitos maxilares ocos resultantes da cirurgia. Os elementos de retenção, como os parafusos ou os fios ortodônticos, podem ser fixados ao stent. No caso de doentes edêntulos, podem ser utilizadas próteses antigas ou talas do tipo gunning como stents cirúrgicos. A retenção da endoprótese é obtida através da ligação direta às estruturas subjacentes (ligação transpalatina ou transzigomática). Nota: Devem ser colocados flanges na endoprótese cirúrgica para apoiar os tecidos da bochecha e obter um selamento adequado do bordo


**Stents cirúrgicos para defeitos mandibulares como:**


Ressecção marginal

Ressecção segmentar

Hemimandibulectomia

Mandibulectomia total


**Ressecção marginal**: É um tipo de defeito em que os dentes, o osso alveolar e uma parte do osso basal são ressecados da mandíbula. A continuidade da mandíbula é mantida. O stent cirúrgico é fabricado sobre os moldes modificados. A superfície do tecido do stent é revestida com os condicionadores de tecido e utilizada para estabilizar os defeitos cirúrgicos.

**Ressecção segmentar**: Um segmento da mandíbula é ressecado e leva à perda de continuidade da mandíbula

**Hemimandibulectomia**: Uma metade da mandíbula é ressecada juntamente com o processo condilar e coronoide do lado afetado

**Mandibulectomia total**: A mandíbula completa é removida juntamente com os processos condilares e coronóides

**Necessidade de stent cirúrgico**:

Para evitar o desvio da mandíbula. Quando se perde a continuidade da mandíbula, os músculos ligados à mandíbula actuam de forma independente, o que leva a um movimento independente dos segmentos residuais.

Para manter a profundidade do vestíbulo lingual Após a hemimandibulectomia ou mandibulectomia total, o vestíbulo lingual remanescente é a parte importante, que proporciona retenção e estabilidade para a prótese, pelo que a manutenção do vestíbulolingual é muito importante

Para manter os contornos do rosto: Ao fornecer o suporte para a musculatura facial.

Para reduzir a contratura da ferida

Para stents cirúrgicos mandibulares fabricados em pacientes dentados, as superfícies oclusais opostas guiam a mandíbula e evitam o desvio O tipo de prótese parcial fundida do stent cirúrgico pode ser utilizado para a fixação intermaxilar e estabilização da ferida cirúrgica

Em pacientes edêntulos, os dispositivos do tipo tala de armar seccionada podem ser utilizados para evitar o desvio da mandíbula e para dar apoio à ferida cirúrgica

Nota: Muitas vezes, a cirurgia secundária é indicada para aprofundar o vestíbulo lingual com um novo stent cirúrgico. Nos casos de hemimandibulectomia ou mandibulectomia total, recomenda-se a reconstrução do defeito. As barras de arco de reconstrução e os auto-enxertos são utilizados para este fim.

## <u>STENTS ANTI-HEMORRÁGICOS</u>

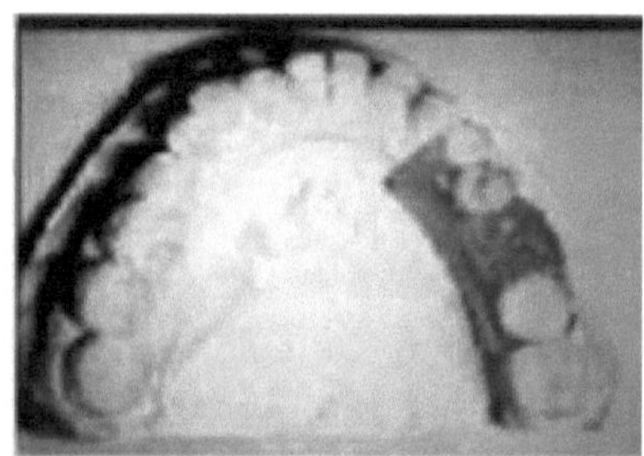

Figura 31

O controlo da hemorragia pós-extração em doentes hemofílicos é uma preocupação especial. Uma vez que muitos destes doentes negligenciam os seus dentes devido ao medo de hemorragia, podem mais tarde necessitar de muitas extracções cirúrgicas. Pode ser construído um dispositivo protético com metacrilato de metilo, revestido com um agente hemostático e inserido na boca imediatamente após a cirurgia para controlar possíveis hemorragias

**Procedimento**

As impressões maxilares e mandibulares são feitas em hidrocolóide irreversível e os moldes são vazados em pedra.

- Um registo inter-oclusal em cera é registado em relação cêntrica e os moldes são montados num articulador. A dimensão vertical é aumentada em 1 mm.
- Os dentes a serem extraídos são removidos e o alvéolo é preparado sobre os moldes. É então preparada uma prótese removível do tipo placa de base, com um rebordo de mordida sobre a crista extraída, contendo as impressões oclusais do dente correspondente da arcada oposta
- Após a extração de cada dente, o material de tratamento de tecidos hidrofugados é colocado no encaixe do stent e gentilmente inserido na boca do paciente.
- Depois de a hidrogesso ter assentado, o stent é retirado e o material em excesso é aparado
- A gelatina parcialmente desnaturada e a trombina são colocadas no alvéolo cirúrgico e o stent anti-hemorrágico é inserido na boca e deixado permanecer durante 5-7 dias

## Abertura dinâmica da mordida (stent de trismo, exercício da ATM) por Shark land WK em 2003

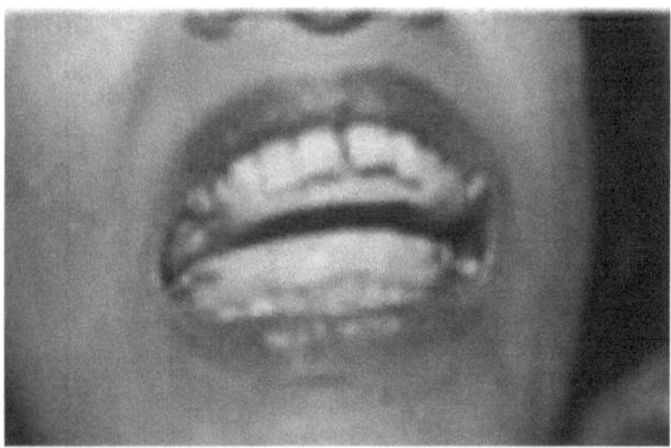

Figura 32

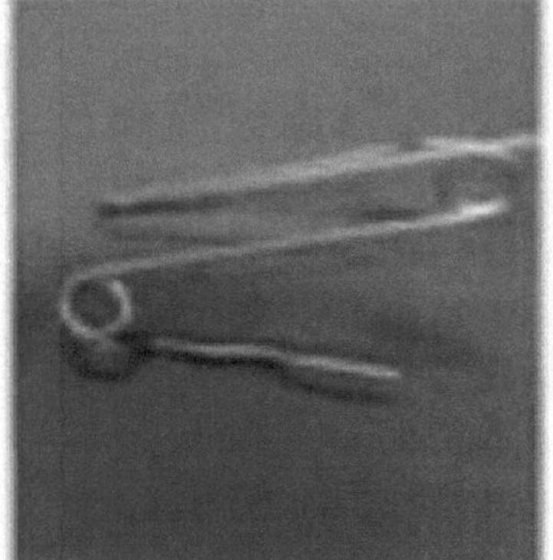

Figura 33

Para o trismo mandibular, são utilizados dispositivos vaidosos, como pinos de madeira ou de pano metálico, lâminas de língua e adereços de boca.

O abridor de mordida dinâmico é descrito aqui como tala de Kingsley modificada. Trata-se de uma combinação de stent oclusal maxilar e mandibular com arcos de haste que saem das comissuras da boca para exercitar a ATM ou para abrir e fechar a boca

Os stents são construídos com duas placas metálicas de aço inoxidável com 1,5 mm de espessura, que são cortadas numa arcada dentária padrão ou em forma de U. Nas superfícies vestibulares bilaterais das placas de metal, são soldadas duas barras de metal de calibre 10 com 14-16 polegadas de comprimento. As placas são então perfuradas para receber os stents acrílicos oclusais. Os dentes maxilares e mandibulares são lubrificados e misturados com metacrilato de metilo auto-comerizável, com 3 mm de espessura, é aplicado sobre a superfície soldada do metal perfurado. As superfícies oclusais registam a impressão da anatomia oclusal natural para retenção e estabilização. Antes da polimerização completa, a moldeira metálica é removida, o excesso de acrílico é aparado e a moldeira é reinserida na boca para a polimerização completa. O procedimento é repetido na arcada antagonista, e ambas as hastes são moldadas para uma passagem confortável nas comissuras. Em seguida, as endopróteses maxilar e mandibular são construídas e inseridas suavemente através da abertura limitada da boca para serem assentadas sobre as respectivas arcadas: São então aplicados clásticos nas hastes maxilares e mandibulares bilaterais para aplicar forças ascendentes e descendentes na mandíbula para abrir a boca.

## ESTACA DE DRENAGEM

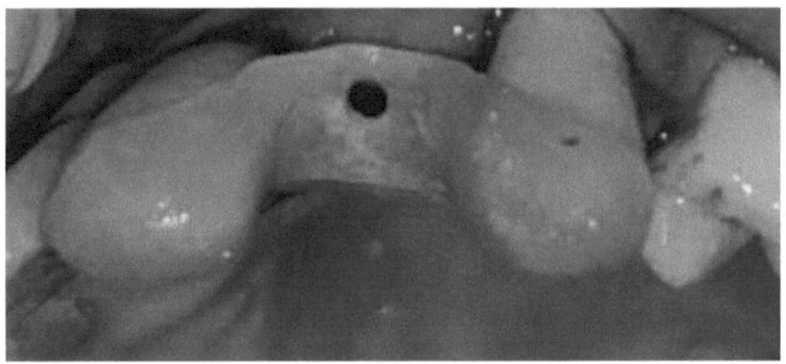

Figura 34

Embora o sucesso da terapia endodôntica dependa de um número de critérios bastante exigentes, uma condição que é frequentemente negligenciada é a drenagem adequada; o objetivo de um stent de drenagem é permitir a saída de sangue ou outros fluidos. É feita uma impressão do maxilar superior e a fístula é reproduzida num molde de gesso. É inserido um tubo de polietileno de calibre 15 no orifício e a face vestibular do molde é coberta com duas camadas de cera de placa de base processada com metacrilato de metilo, curada à volta do tubo de polietileno e polida. Este tipo de stent de drenagem pode ser construído numa prótese parcial ou total removível pré-existente, modificando a prótese na área apropriada para facilitar a fixação do tubo de drenagem.

## STENTS PEDODÔNTICOS

Os dentes não irrompidos são descobertos cirurgicamente para estimular a erupção A partir da impressão da arcada, é feito o molde em gesso. Um stent de metacrilato de metilo é inserido na boca para evitar a cicatrização dos tecidos não cobertos e para facilitar a erupção do dente impactado.

Nas crianças, os incisivos centrais permanentes são frequentemente arrancados ou luxados por uma queda súbita ou outro acidente. O reposicionamento imediato e a imobilização no local são o tratamento principal, juntamente com a recomendação de que o paciente evite mastigar ou exercer outras pressões sobre os dentes envolvidos. Os dentes traumatizados devem ser mantidos no lugar com um stent labiolingual ou stent fenestrado

## Stent intra-oral para deficientes físicos

Este stent interoclusal foi concebido para ajudar o doente a beber e a sugar alimentos. Os moldes de estudo são feitos e montados no articulador, utilizando uma mordida de cera como guia. O tubo de polietileno de 1/4 de polegada é fixado com cera no centro entre os incisivos centrais. O tubo é cortado com 10-12 polegadas de comprimento para permitir o ajuste e a liberdade do doente durante a utilização.

São feitos moldes de estudo, os modelos são montados num articulador. O stent interoclusal é encerado na sua forma final e, no centro, é embutida uma placa metálica de alumínio à qual pode ser ligado um pedaço de tubo de alumínio. A peça bucal interoclusal é transformada em resina acrílica e, depois de polida, é reinserida na boca do doente. O tubo pode então ser dobrado e cortado de acordo com as necessidades do doente. Na extremidade do tubo oposta à boca, é colocada uma ponta de borracha para ser utilizada para virar páginas e atar. Pode ser removido e equipado com uma esferográfica ou com um pincel para trabalhos artísticos.

Foram fabricados stents de stock ou comerciais aos quais se pode adicionar acrílico autopolimerizável para fabricar rapidamente uma boquilha ou um stent interoclusal.

## STENT PERIODONTAL

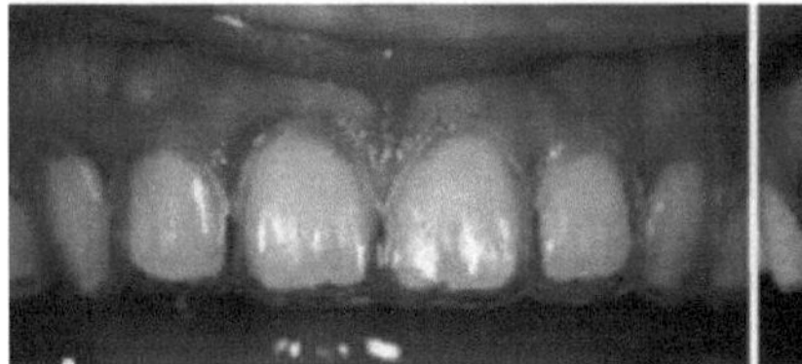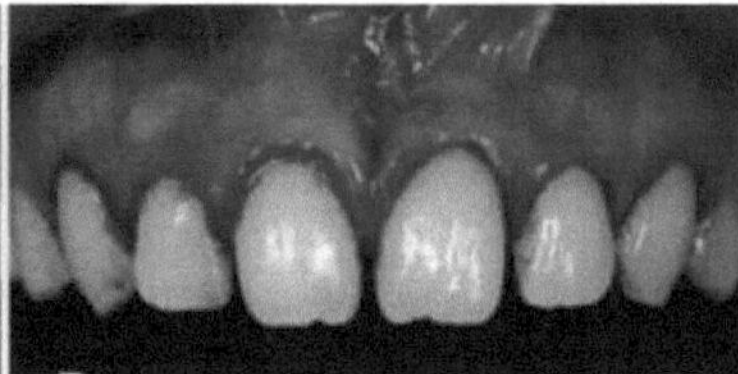

Figura 35

O stent periodontal tem um design labiolingual e é fabricado antes da cirurgia. Mantém o penso periodontal no lugar durante a fase de cicatrização. Na fase de fabrico, o molde de estudo é encerado na área da cirurgia prevista. Se existir uma área edêntula, esta pode ser utilizada através da inserção de um fio que une as metades enceradas labiolingualmente. O stent, que é processado em acrílico transparente ou cor-de-rosa, depende, para a sua retenção, dos rebaixos dentários e da ligação dos botões anteriores

### Stents periodontais labiais

Os resultados cosméticos são muitas vezes uma desilusão após uma cirurgia periodontal extensa na parte anterior da boca. Para uma melhor aceitação por parte do paciente, pode ser feito um stent labial fino de acrílico caracterizado e com tonalidade de tecido gengival para disfarçar a aparência alongada da coroa e da raiz observada num sorriso largo. Geralmente, apenas é necessário um stent maxilar.

Muitas vezes é necessário adicionar cera macia, como a cera periférica, à lingual dos dentes anteriores do paciente antes de efetuar uma impressão. A área do stent a ser coberta será a partir da distal do segundo bicúspide no lado oposto. Por conseguinte, é suficiente uma impressão de primeiro molar a primeiro molar

No molde de pedra, é adaptada uma espessura de cera de abelha ou de cera de prótese cor-de-rosa, esculpida e enfeitada conforme desejado. Pode ser adicionada cera se for necessária mais anatomia radicular. Encaixar-se-á nos rebaixos labiais do paciente, protegerá as áreas radiculares sensíveis e melhorará o sorriso

## Stent para utilização no avanço da membrana mucosa ou na proteção de enxertos de pele. (William R. Laney, V.A. Chalian)

Quando uma crista edêntula é aprofundada através de cirurgia vestibular, a área da ferida deve ser impedida de voltar a ligar-se à crista durante a cicatrização. Quando um enxerto de pele é colocado num vestíbulo, placa ou pavimento da boca, é útil para o doente e para o cirurgião cobri-lo durante a fase de cicatrização para proteção do enxerto, imobilização do penso e conforto do doente

- São efectuados moldes de estudo.
- A área da cirurgia é delineada e é feita uma placa de base de resina acrílica de polimerização automática de cura

rápida para cobrir as áreas marcadas. Com o aprofundamento do sulco, o stent pode ser revestido no momento da cirurgia com um revestimento de tecido mole ou um composto dentário para cobrir e alargar o bordo da placa de base para o local da ferida

- Este é usado até que a granulação e a cicatrização garantam a não reinserção dos bordos do vestíbulo. . O stent é esterilizado a frio e inserido para segurar e proteger o enxerto de pele

## **PROTETOR DE BOCA (R.S.Walker em 1992)**

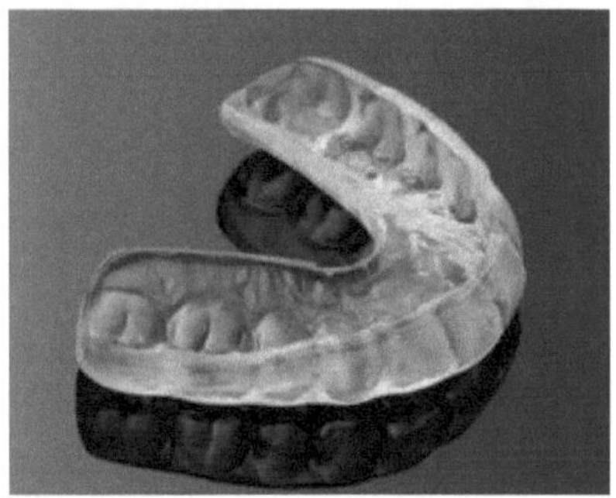

Figura 36

Um protetor bucal deve ser confortável para o doente, adaptar-se bem à arcada, ter retenção suficiente para garantir a estabilidade, ser fácil de limpar e suficientemente duradouro se for cuidado de acordo com algumas regras simples.

Para construir um protetor bucal, é feito um bom conjunto de impressões em alginato e é obtido o molde de estudo em pedra. Com pouca expetativa, como é o caso de um indivíduo severamente prognata, é utilizado apenas o molde maxilar. Este molde é aparado mais perto do meio da prega mucobucal, e o lado palatino é aparado até ocorrer uma fenestração na parte mais profunda do palato. O contorno do protetor bucal é então desenhado a lápis no modelo. Não é necessário levar este contorno através do palato ou até à parte mais profunda da prega mucobucal.

O molde está agora pronto para ser colocado no meio de uma placa perfurada, que por sua vez está ligada a uma mangueira de vácuo. Selecciona-se uma folha de resina vinílica. Esta folha é aquecida uniformemente por qualquer forno, bumer ou placa quente até ficar macia, flexível e maleável. Em seguida, é centrada sobre a placa de fundição. O vácuo é ativado com força total e a folha de acrílico é aspirada sobre todos os limites do modelo. Estão disponíveis máquinas de moldagem a vácuo mais recentes (Omnivac) que podem simplificar este procedimento. Antes de a chapa arrefecer completamente, é aconselhável cortar o excesso com uma tesoura. De seguida, as bordas são alisadas e acabadas. Finalmente, as próteses estão prontas para serem experimentadas na boca e para serem feitas as correcções finais.

Recomenda-se a colocação de um protetor bucal oral para proteção dos dentes quando

1. Uma pessoa pratica desportos de contacto.

2. São apresentadas pontes ou coroas fixas anteriores do maxilar e o paciente deve ser submetido a cirurgia sob anestesia geral

3. O paciente pratica bruxismo durante a noite.

4. Prevalece um hábito adverso que ameaça os dentes periodontalmente.

5. O doente respira pela boca

6. Um pacote periodontal precisa de ser colocado de forma mais segura.


## <u>RADIATION STENTS (Correng J Fleming em 1983).</u>


Um stent de radiação deve desempenhar as seguintes funções

- Posicionar os tecidos doentes numa determinada posição repetível ao longo de toda a
- processo de tratamento


- Reposicionar ou proteger, protegendo os tecidos não doentes, de modo a retirá-los do campo de radiação.
- Posicionar o feixe de radiação numa determinada posição.
- Transportar as matérias radioactivas ou os dispositivos dosimétricos para um local
- Recontornar certas zonas para simplificar a terapia.


Além disso, a endoprótese deve ser fácil de fabricar e facilmente instável pelo doente e/ou pelo radioterapeuta. Uma vez que cada stent deve satisfazer as necessidades específicas do doente, é difícil explicar passo a passo uma técnica para a construção de todos esses stents.

- São feitas impressões reversíveis de hidrocolóide e os moldes são montados num articulador

- O enceramento do stent deve ser verificado no doente e devem ser efectuadas correcções antes do frasco e do processamento
- Em muitos casos, pode ser utilizada uma resina de polimerização automática, em vez de uma resina curada pelo calor
- O chumbo é o material de eleição para fins de blindagem devido à sua elevada densidade, disponibilidade e propriedades de trabalho. No entanto, o seu elevado ponto de fusão dificulta por vezes a sua utilização, sendo frequentemente substituído por ligas de baixa fusão
- A combinação epóxi-chumbo também foi utilizada, mas não com tanto sucesso

A maioria das endopróteses são utilizadas apenas durante alguns minutos do dia, pelo que não precisam de scr tão bem ajustadas como as próteses de longa duração. Os suportcs quc serão utilizados durante longos períodos de tempo devem ser cuidadosamente construídos para proporcionar o máximo conforto ao doente e garantir que o material radioativo fica adequadamente posicionado.

## STENTS PARA PROTECÇÃO DOS TECIDOS ADJACENTES: (WILLIAM CARL EM 1973)

a) Dispositivos de proteção

b) Espaçadores

Dispositivos de proteção: São as camadas radiopacas moldadas para proteger os tecidos que estão adjacentes aos tecidos irradiados

Os materiais radiopacos utilizados são:

1) Folhas de chumbo (intervalo de fusão 600°F)

2) Liga Cerro bend (liga de cobre) [Intervalo de fusão 140°F]

3) Liga metálica Lipowitz (intervalo de fusão 158°F)

(50% B, 26,7% Pb, 13,3% Sn, 10% Cd)

a) Dispositivo de proteção extra-oral: As placas de chumbo de 1,5 mm de espessura com perfurações são adaptadas para proteger os tecidos vitais. As placas de chumbo reduzem a dose de radiação até 95%

b) Dispositivos de proteção intra-orais: As ligas são moldadas dentro do espaço disponível e colocadas intra-oralmente para proteger os tecidos adjacentes. Por conseguinte, são utilizadas ligas de baixa fusão, como a liga Cerro bend e as ligas Lipowitz.

**Fabrico**: Depois de registar a impressão, as áreas a proteger são marcadas e é feito o molde em cera. O padrão de cera é revestido e desparafinado. As ligas de baixa fusão são fundidas e vertidas no molde obtido. As ligas moldadas são cobertas por resina acrílica que actua como suporte.

A espessura recomendada das ligas para uma blindagem eficaz é

> Liga Cerro bend: 1cm de espessura reduz 95% do feixe de electrões.
> Liga de Lipowitz: 0,7 cm reduz os 95% do feixe de electrões
> -0,5 mm de cobertura acrílica para evitar a "retrodifusão"

## Espaçadores na terapia intersticial de Brach (por M. Tamomoto et al. 1996)

Os tecidos vitais que estão adjacentes à fonte de radiação podem ser protegidos através da criação de um espaço. À medida que a distância entre a fonte de radiação e os tecidos adjacentes aumenta, a dose de radiação diminui. O fornecimento de espaçadores é muito útil no caso da braquiterapia intersticial da língua. O espaço é criado utilizando o espaçador do tipo protetor bucal em acrílico no caso de doentes dentados e o espaçador do tipo réplica de prótese no caso de doentes desdentados,

Fabrico: A impressão mandibular é efectuada e a cera é adaptada para uma espessura de cerca de 10 mm entre a fonte de radiação (língua) e os tecidos vitais adjacentes (mandíbula). Em seguida, a cera é acrilizada e inserida na cavidade oral. O espaçador em acrílico reduz a dose de radiação para o osso alveolar adjacente, os dentes e as glândulas submandibulares. A colocação de um espaçador de cerca de 10 mm reduz a dose de radiação até 60-70%

## CARREGADORES DE FONTES DE RADIAÇÃO (ESTANTES POSICIONAIS): (Arturo Santiago em 1973)

São os dispositivos utilizados para colocar a fonte de radiação (por exemplo, agulhas de radiação) na proximidade dos tecidos a irradiar. (por exemplo, agulhas de radiação) na proximidade dos tecidos que devem ser irradiados. Os stents posicionais são utilizados principalmente para tratar as lesões profundas e inacessíveis.

**Fabrico:** São feitas impressões das áreas afectadas (como o defeito da hemimaxilectomia) e são preparados moldes. É fabricado o bloco de acrílico correspondente ao defeito. De acordo com as instruções do radioterapeuta, são efectuados os furos para a colocação das fontes de radiação

## FITA DE RETENÇÃO DE BALÃO: (Richard M e Flemming T 1992)

Após uma grande ressecção maxilar, os tecidos moles e duros adjacentes têm de ser irradiados para erradicar as células tumorais remanescentes. Uma vez que a ferida é irregular e os tecidos não são homogéneos, a irradiação deste tipo de tecidos leva ao desenvolvimento de pontos quentes".

**Bolus:** É um material equivalente ao tecido colocado na linha de radiação para proporcionar uma melhor homogeneidade. Os aparelhos são feitos com os balões, que são preenchidos por água que actua como um bolus e permite uma irradiação homogénea para os tecidos adjacentes.

## STENT PORTADOR DE FLÚOR:

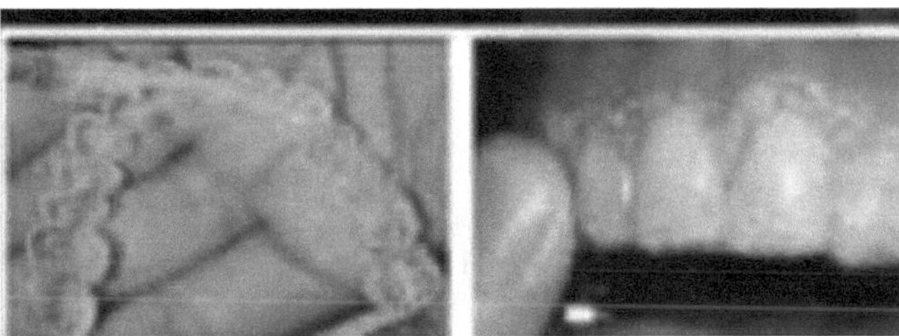

Figura 37

Após a radioterapia, os dentes são propensos a cáries de radiação. Para prevenir as cáries de radiação, é necessária a aplicação de flúor. As moldeiras de flúor resilientes feitas à medida com um espaço de 0,2 a 0,5 mm são fabricadas para os doentes e fornecidas. O gel de flúor é colocado nos suportes de flúor e aplicado 5 minutos por dia após a escovagem e secagem dos dentes. Os suportes de flúor também são indicados para os doentes que sofrem de "cáries galopantes".

## SUPORTE DE MEDICAMENTOS:

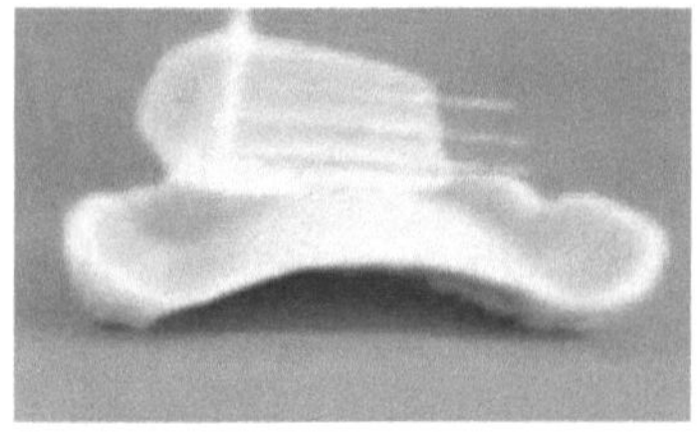

Figura 38

Estas são as próteses parciais de tratamento para transportar e manter os medicamentos adjacentes a determinados tecidos infectados.

Exemplo: na osteoradionecrose

**Fabrico**: As impressões da arcada afetada são feitas e os moldes são vazados. O stent em acrílico transparente é fabricado com um espaço de 0,5 mm na área afetada. Os medicamentos, como antibióticos de largo espetro, são colocados no suporte e inseridos na cavidade oral.

## <u>CONFORMADOR OCULAR OU STENT OCULAR::</u>

Trata-se de stents feitos de silicone ou resina acrílica que são utilizados aquando da enucleação ocular e da colocação de implantes. O objetivo dos conformadores oculares é evitar a contratura da ferida e, assim, manter a permeabilidade da órbita ocular.

## <u>NASAL STENT (Richard Seals, Lily G. Bohnenkamp e Stephen Parel em 1988)</u>

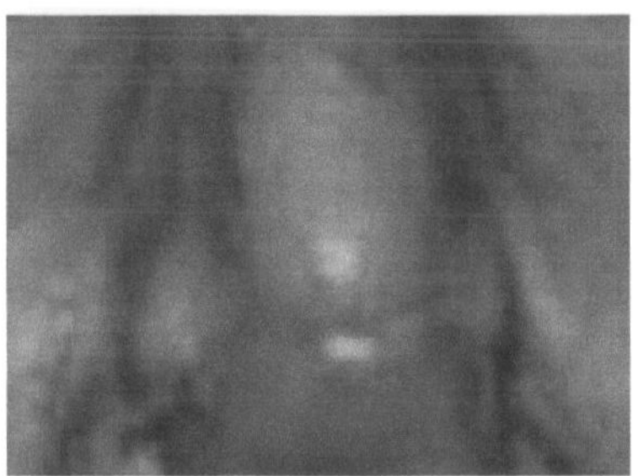

Figura 39

Os stents intra-nasais são utilizados de várias formas na cirurgia de reconstrução. Os stents são utilizados para a manutenção das vias aéreas após o procedimento de enxerto. Para minimizar a contração cicatricial, o stent nasal pode ser utilizado logo que possível após a cirurgia e deve ser usado durante vários meses durante o período de cicatrização.

Os stents podem ser utilizados em doentes nos quais o tumor ou as obstruções nasais causadas por bandas cicatriciais tenham sido excisadas cirurgicamente. A colocação subsequente do stent mantém as vias aéreas desobstruídas e minimiza a contratura durante o período de cicatrização.

- São efectuadas duas impressões em massa do vestíbulo, se as impressões forem feitas após a cirurgia, de modo a produzir distensão do vestíbulo. Também pode ser utilizada uma impressão pré-operatória.
- Os stents podem ser modificados com um material condicionador de tecidos durante a operação para preencher os espaços criados pela cirurgia.
- Podem ser necessárias suturas ou fitas para fixar o stent inicialmente se os espaços de retenção de tecidos forem inadequados.

Outras utilizações dos stents intra-orais são:

1. Stent temporário à volta do qual podem ser colocados enxertos de pele da espessura de uma tala.

2. Stents de suporte para transplante de cartilagem

3. Stents para utilização após a cirurgia de deformidades do lábio leporino Para além do silicone acrílico, os stents também podem ser utilizados em casos de crianças pequenas. Também pode ser utilizado quando existem cortes inferiores nos tecidos e é necessária uma estética, uma vez que pode ser colorido para corresponder à cor da pele.

## Stent cirúrgico para sinéquia nasal pós-traumática (Savion, Lee Miller e Randolph B. Malloy em 2005)

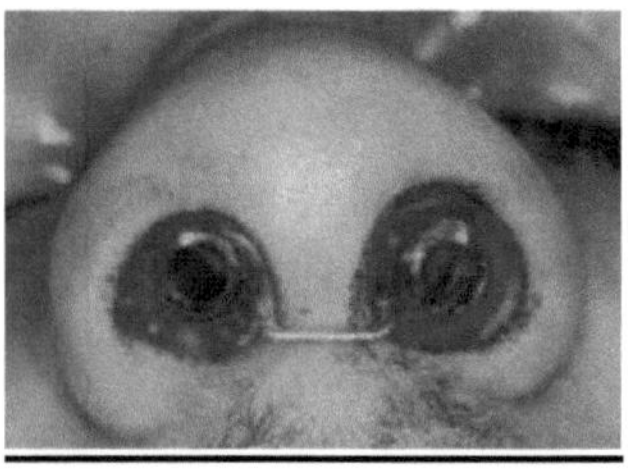

Figura 40

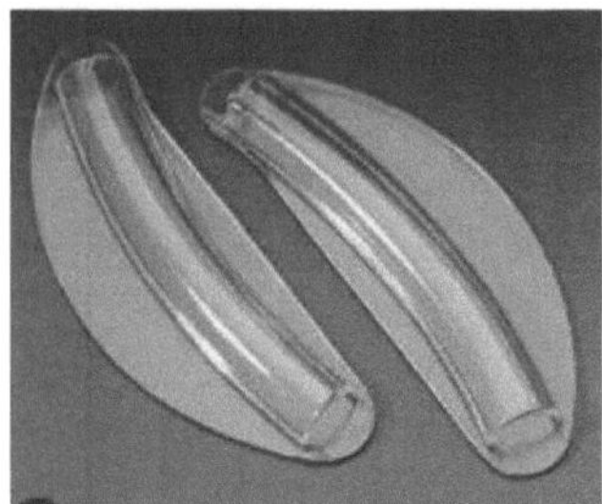

Figura41

A sinéquia é definida como a aderência de partes de um órgão. A existência de sinéquias bilaterais na cavidade nasal pode resultar numa obstrução nasal completa, o que obriga o doente a restabelecer a respiração oral. Por conseguinte, a abertura cirúrgica da sinéquia está indicada para restabelecer um padrão respiratório normal. A forma mais comum de sinéquia na cavidade nasal é a atresia coanal, que é a falha no desenvolvimento da comunicação da cavidade nasal posterior com a nasofaringe. As sinéquias podem também desenvolver-se noutras partes da cavidade nasal devido a traumatismo térmico, endonasal

cirurgias e infeção. Apresentamos aqui uma técnica de construção de um stent cirúrgico para prevenção de reestenose após a abertura cirúrgica de sinéquias pós-traumáticas da parte posterior do cavum nasal


Técnica


1. Aparar os pêlos nasais do doente com uma tesoura. Revestir ligeiramente a superfície interna das narinas com vaselina.

 2 Utilizar uma chama e um banho de água aquecida para amolecer e temperar paus de massa de impressão de plástico para modelar e fazer impressões individuais das narinas

3. Adicionar um composto de moldagem de plástico modelador às moldagens previamente obtidas para servir de meio de retenção para os materiais de moldagem de polissiloxano de vinilo (VPS) e, em seguida, voltar a colocar as moldagens nas narinas

4. Injetar material de moldagem VPS sobre a parte da massa de moldagem de plástico de modelagem que se estende para fora das narinas e sobre o nariz.

5. Introduzir clips de papel de escritório dobrados no material de moldagem VPS antes de este polimerizar. Após a conclusão da polimerização, aplicar uma camada de gesso sobre o material de impressão

6. Depois de o gesso ter assentado completamente, remover cuidadosamente a impressão do nariz do paciente. Verter a impressão com o gesso dentário.

7. Aplicar o meio de separação no molde definitivo sobre a superfície interna e externa das narinas.

8. Cortar um tubo endotraqueal (5 mm) em 2 pedaços, com cerca de 3 polegadas de comprimento, e revesti-los ligeiramente com vaselina

9. Manter cada tubo no seu lugar designado e adicionar gradualmente resina acrílica transparente em cada narina do molde definitivo até cerca de metade do seu volume.

10 Dobrar um fio ortodôntico de calibre 17 sobre a columela e estendê-lo para dentro das narinas, e inseri-lo na resina acrílica antes de a polimerização estar completa

11. Continuar a adicionar resina acrílica até as narinas estarem preenchidas

12. Após a polimerização completa da resina acrílica, quebrar suavemente o molde definitivo e remover o stent cirúrgico. Os tubos devem mover-se livremente para a frente e para trás nos canais 13. Remover todas as arestas afiadas com uma broca, fazer o acabamento e polir a endoprótese cirúrgica de forma convencional,

14. Na altura da cirurgia, depois de o cirurgião determinar o comprimento dos tubos, coloque o stent cirúrgico no nariz do doente e insira cada tubo no respetivo canal.

Cortar o excesso de comprimento do tubo com uma tesoura, de modo a que os bordos dos tubos fiquem nivelados com a superfície externa do stent cirúrgico.

## Stent cirúrgico mandibular imediato com fixação de um enxerto de pele (Kelley L. Tomsett et al em 2005)

Os doentes que são submetidos a ressecção do rebordo alveolar mandibular, do pavimento da boca ou da língua oral necessitam frequentemente de enxertos de pele de espessura parcial para garantir a preservação de uma base reconstrutiva e funcional óptima. Um dos desafios encontrados durante um procedimento cirúrgico ablativo de tumores é a gestão dos tecidos para reconstrução e encerramento após a ressecção. Os enxertos utilizados durante o processo de reconstrução requerem frequentemente a utilização de modelos, almofadas, talas e/ou stents que são moldados no momento da cirurgia para manter o enxerto no lugar durante a fase inicial de cicatrização. Apresentamos aqui um método eficiente e preciso para fabricar um stent cirúrgico mandibular imediato no ambiente do bloco operatório.

## Técnica

1. Com base nas dimensões do local da cirurgia e no material do enxerto, utilizar uma caneta para indicar onde aparar uma moldeira de plástico desinfectada. Identificar a função muscular intacta em torno do defeito, de modo a não deslocar o stent após o procedimento cirúrgico.

2. Cortar o tabuleiro ao longo das linhas marcadas, utilizando uma broca redonda de 5 mm e uma peça de mão rotativa. Com uma lima grande, alise as arestas arredondadas e remova o material específico deixado pela broca

3. Avalie a moldeira de estoque modificada em posição e inspeccione para garantir que é obtido um relevo adequado devido ao tempo que a prótese vai ser usada.

4. Utilizar um material condicionador de tecidos para envolver ou incorporar a moldeira personalizada; em seguida, moldá-la ao local da cirurgia, tendo em conta a função muscular e as dimensões do local da cirurgia.

5. Aparar o excesso de material antes da fixação. Colocar o enxerto autólogo ou o material de aloenxerto sobre o local recetor, posicionar o stent cirúrgico personalizado e inspecionar antes da fixação.

6. Utilizar suturas de seda e ligaduras de fio de 26-guage para estabilizar o stent personalizado na mucosa, utilizando as perfurações do tabuleiro como pontos de ancoragem para a retenção do stent.

# STENT LABIAL (STENT DE COMPRESSÃO) POR THOMAS J.E.EM 1992:

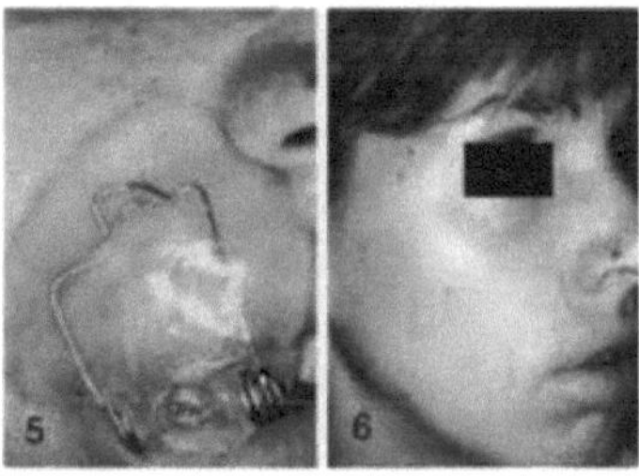

Figura 42

É um dispositivo utilizado para aplicar a pressão positiva num queloide do lábio. Um queloide é uma cicatriz cutânea hipertrófica que se pode desenvolver devido a queimaduras, incisões cirúrgicas, feridas ou outros estímulos. Uma das formas de tratamento conservador de sucesso é a aplicação de pressão durante períodos prolongados antes e depois da remoção cirúrgica do queloide. É fabricado um stent, incorporando um clip para aplicar pressão contínua sobre o queloide da região facial. É feita a impressão da área afetada. O fio ortodôntico é contornado através da incorporação de uma mola helicoidal. O acrílico autopolimerizável é colocado à volta da mola ortodôntica de forma a que, ao ativar a mola ortodôntica, a quantidade de pressão possa ser controlada.

**Mecanismo de ação**: O mecanismo de ação exato não é conhecido, mas as razões propostas podem ser as seguintes: A compressão contínua leva à isquémia dessa área e pode diminuir a proliferação de fibroblastos.

**Duração da utilização.** 12 horas/dia durante 6-12 meses.

# TERAPIA COM TALAS DE COMISSURA (JEAN F. BEDARD EM 2003)

A primeira inovação da tala commisure foi sugerida em 1975 e alterou radicalmente a gestão das queimaduras dos lábios, proporcionando resistência à contração da cicatriz na contração, num esforço para prevenir a microstomia. A principal razão para o fabrico de uma tala de commisure é a necessidade de minimizar o efeito da microstomia de múltiplas causas. A microstomia é definida como um orifício oral anormalmente pequeno e pode resultar de defeitos congénitos, traumatismo ou ressecção cirúrgica. A microstomia resultante de queimaduras na boca e nos tecidos circundantes está bem documentada na literatura. A causa das queimaduras pode ser química, térmica ou eléctrica.

Independentemente da causa, a contração cicatricial ocorre e resulta em compromisso estético, hipo tonicidade das musculaturas circum-orais e diminuição da abertura vertical e horizontal da boca. O tratamento do trauma das comissuras tem sido um desafio constante para as profissões médicas e dentárias: Têm sido utilizadas várias abordagens cirúrgicas e protéticas. A terapia com talas de comissura é frequentemente eficaz em associação com a cirurgia na redução dos efeitos da contração da cicatriz que, em última análise, resulta em microstomia e redução da qualidade de vida. O desenho da tala aqui apresentado foi inicialmente baseado em 2 factores: Evitar a colocação de pressões externas desnecessárias ou contactos friccionais com as bochechas e outras estruturas da cabeça e pescoço. 2

Desenvolver uma tala estável e funcional sem a necessidade de ancoragem intra-oral.

**Técnica**

1. Medir a distância de intercomissura com um medidor de boleias.

2. A estrutura é constituída por um fio de aço inoxidável de 0,062 cm. Dobre-o num padrão triangular. Dobre os laços em cada canto e na ponta do triângulo utilizando um alicate ortodôntico convencional. Estes permitirão o ajuste subsequente para aumentar ou minimizar a tensão em cada comissura. O comprimento da estrutura é determinado pela distância intercomissural medida...

3. Desenvolver os conformadores de comissuras utilizando massa de moldagem de plástico de modelação e cera de placa de base. Fixar uma pequena secção de fio de aço inoxidável de 0,062 cm ao conformador.

4. Investir o conformador de comissuras em material de impressão de massa de silicone.

5. Retirar e virar após a fixação completa do material, e reinvestir em silicone para criar o conformador contra-lateral. Desta forma, as matrizes dos lados direito e esquerdo podem ser fabricadas simultaneamente.

6. Inserir a estrutura de arame de aço inoxidável nas matrizes de silicone.

7. Verter os moldes com resina acrílica autopolimerizável.

8. Retirar e polir a tala de comissura polimerizada dos moldes.

9. A ativação da tala é criada a uma distância intercomissural de mais 5 mm do que a distância intercomissural medida inicialmente. A distância pode ser reduzida se se desenvolver ulceração traumática ou aumentada consoante a tolerância do doente, bem como com base nas necessidades clínicas. Os doentes são instruídos a usar a tala continuamente. Se forem encontradas dificuldades em termos de conforto ou função, podem ser facilmente efectuados ajustes de tensão. Os doentes podem retirar a tala, mas são instruídos a manter os períodos de remoção tão curtos e infrequentes quanto possível. Também é possível prender a tala commisure ao vestuário ou à roupa de cama do doente com um pedaço de fio dentário solto, para minimizar a possibilidade de o pessoal do hospital/lar de idosos perder o dispositivo. O progresso clínico pode ser avaliado comparando a entrega e entre cada visita de acompanhamento.

## Prótese nasal pin hole

## (Vidya Shenoy, Pratheek Shetty e Bhaskar Alva JPD 2002)[92]

A rinite atrófica é uma doença nasal crónica caracterizada por uma atrofia progressiva da mucosa nasal e dos ossos subjacentes dos cornetos nasais, acompanhada pela formação de crostas secas e espessas com mau cheiro nas cavidades nasais muito aumentadas. Para o seu tratamento, têm sido defendidos vários métodos cirúrgicos e não cirúrgicos. Os autores descrevem uma técnica não invasiva para a oclusão parcial da cavidade nasal dilatada num doente com rinite atrófica, através da utilização de uma prótese nasal tipo pinhole em resina acrílica transparente.

## Técnica

- Foi efectuada uma impressão da cavidade nasal com massa de impressão plástica modeladora, uma vez que a forma da concha nasal é irregular. A prótese não sobressaiu para além da pirâmide cartilaginosa do nariz, que é flexível e pode acomodar a rigidez da prótese.
- Foi efectuada uma impressão da região nasal externa com hidrocolóide irreversível reforçado com gesso dentário. A impressão foi removida e vertida em gesso dentário.
- A prótese foi encerada e avaliada no paciente para verificar o ajuste. A forma de cera foi processada em resina acrílica transparente de polimerização a quente. Foi efectuado um orifício através da prótese para permitir a passagem de ar, seguido de corte e polimento.
- A prótese foi inserida no vestíbulo nasal e o paciente foi instruído a usá-la continuamente, retirando-a apenas por um curto período para limpeza.
- Foi efectuado um orifício de 3 mm na prótese para permitir uma via aérea para o encerramento parcial da cavidade nasal, uma vez que o encerramento nasal completo bilateral não foi bem tolerado pelo doente

## Tala de expansão da comissura oral: Tala de queimadura (Gay W.D. e C Johan 1984):

A microstomia (diminuição da abertura bucal) pode resultar de queimaduras faciais, traumatismo, ressecção cirúrgica, radiação e outras razões. Nestas condições, para permitir a liberdade de abertura da boca, pode ser aplicada uma pressão contínua que leva ao estiramento dos tecidos e evita uma maior contração da ferida.

A tala de queimadura consiste em dois blocos de acrílico em forma de C, ligados por um parafuso de expansão ortodôntica. O bloco de acrílico é fabricado registando a impressão do canto da boca. O parafuso de expansão ortodôntica é ativado lentamente para aplicar forças de alongamento no canto da boca. Após um período de 4 a 6 semanas, verifica-se uma melhoria na quantidade de abertura da boca.

# RESUMO

# **RESUMO**


Cada paciente representa um desafio. Cada plano de tratamento é igual aos outros e, ao mesmo tempo, diferente de todos os outros. Como já foi referido, as talas e os stents são as duas palavras utilizadas indistintamente em prótese dentária. Vimos vários splints e stents utilizados atualmente em prótese dentária, bem como o seu desenho e método de fabrico. São modalidades com inúmeras aplicações, que vão desde a sua utilização em fracturas e traumatismos, para o tratamento de distúrbios temperomandibulares e hábitos parafuncionais, e diferentes tipos de stents.

A utilização de talas e stents não se limita ao domínio da prótese dentária propriamente dita. No entanto, estes aparelhos fundem a prótese dentária com diferentes especialidades, incluindo a cirurgia oral, a periodontia, a pedodontia, a ortodontia, a endodontia, a otorrinolaringologia, a cirurgia geral, etc. Por conseguinte, clarifica o âmbito desta terapia.

Já falámos da importância das talas e dos stents no campo cirúrgico. De acordo com Aramany, existem algumas considerações para as talas utilizadas no tratamento de fracturas. São elas:


1. As talas metálicas seccionais com dobradiças e as talas de Gunning modificadas são utilizadas no tratamento de fracturas, enxertos ósseos e cirurgia plástica da face.

2. As ligas de crómio-cobalto são utilizadas na construção de talas articuladas devido à sua precisão e rigidez.

3. A mobilidade precoce da mandíbula favorece a cicatrização e reduz materialmente os inconvenientes decorrentes de uma fixação maxilomandibular prolongada

4. As talas de cromo-cobalto podem ser utilizadas para a imobilização de uma única arcada dentária. 5. As talas de Gunning modificadas são muito melhores do que as talas de Gunning de peça única.


Quanto às talas oclusais, a tendência atual na utilização clínica parece ser a de um aparelho de acrílico duro que cobre toda a arcada dentária. As talas orais têm um papel importante nas perturbações temperomandibulares, nas cefaleias/enxaquecas, no bruxismo do sono, na apneia do sono, na doença de Parkinson, na reabilitação oclusal, no desporto, nas queimaduras da comissura labial, na sinusite, etc. Assim, fica demonstrada a importância destes aparelhos. Para além disso, foram também discutidas as várias funções oferecidas pelos diferentes stents. São utilizados como stents nasais, stents pedodônticos e endodônticos, stents para queimaduras, etc.

A escolha das talas e dos stents deve ser criteriosa e deve ser aplicada após um diagnóstico e um planeamento de tratamento exaustivos para oferecer a melhor cura aos doentes.

# CONCLUSÃO

# CONCLUSÃO

A arte e a ciência da prótese maxilofacial registaram avanços significativos durante os últimos quatro séculos. As melhorias foram possíveis graças às aplicações de técnicas dentárias e à disponibilidade de materiais mais recentes e mais adequados. As melhorias adicionais dependerão da descoberta e introdução de materiais ainda mais promissores. As áreas em que um protésico moderno pode agora prestar um serviço valioso aos pacientes são numerosas e continuam a expandir-se. Uma exploração mais agressiva das potencialidades da prótese maxilofacial é a responsabilidade e o desafio que a prótese dentária enfrenta atualmente. Os muitos avanços notáveis que estão agora a ser feitos pelas profissões dentárias e médicas que estão a começar a cumprir esta responsabilidade e este desafio são mais significativos e encorajadores

# REFERÊNCIAS

1. Carraro, J., Caffesse, R., e Albano, E: Síndrome da articulação temperomandibular: Uma avaliação clínica. Oral Surg 28:54, 1969

2. Agerberg, G., e Carlsson, G.. Late results of treatment of functional disorders of the masticatory system. J Oral Rehab 1:309, 1974.

3. Lindblom, G: Distúrbios da articulação temperomandibular Ata Odontol Stand 11:61, 1953.

4. G. A., and Thompson, G. W. Assessment of clinical treatment of patients with temperomandibular joint dysfunction. J Prosthet Dent 24:542, 1970.

5. Carraro, J., Caffesse, R., e Albano, E.: Síndrome da articulação temperomandibular: Influência do primeiro sintoma na resposta terapêutica inicial. J Prosthet Dent 30:87, 1973.

6. J. Carraro e Raul G. Caffesse Effect of oclusal splints on TMJ symptomatology J Prosthet Dent. 1978; 40: 563-6.

7. Dicionário Oxford.

8. Dicionário médico Dorland,

9. Glossário de termos protéticos; 2008; 94:10-93

10. SR Nyman & NP Lang: Mobilidade dentária e a lógica biológica para a colocação de splints nos dentes. Periodontologia 2000, 1994; 4: 15-22.

11. Próteses maxilofaciais: Prática Multidisciplinar - Chalian V.A., J. B. Drane, S. Miles Standish

12. Avaliação, diagnóstico e plano de tratamento de problemas oclusais - Peter E Dawson.

13. Okeson JP. Management of Temporomandibular disorders and oclusion. edição 2003 Mosby St.

14. Reabilitação maxilofacial-John Beumer, Thomas. A Curtis, David N. Firtell 5º

15. Stanley Chestner. Talas de resina acrílica de cura a frio na reabilitação oclusal. J Prosthet Dent 1955; 5; 228-231

16. W. Arthur George. Talas protéticas como ajuda no tratamento da hemofilia. J Prosthet Dent 1961; 987-989.

17. Mohamed A Aramany. Novas tendências na construção de talas.

J Prosthet Dent 1970; 23; 88-95.

18. Harold Sabin e Eric Saltzman. Talas intra-orais para fracturas cirúrgicas da mandíbula. J Prosthet Dent 1970; 23; 320-326

19. Kovaleski WC, Beaver De. J. Influência das talas oclusais na posição e musculatura da mandíbula em pacientes com disfunção da articulação temperomandibular. J Prosthet Dent. 1975; 33: 321-327

20. Stephen M Parel e Victor Matalan. Talas faciais compressivas J Prosthet Dent 1975,34,440-443

21. HJ Fulling & JO Andreasen: Influence of splints and temporary crowns upon Scand. J. Dent Res, 1976, 84: 291-295 procedimentos de teste elétrico e térmico da polpa

22. Carraro JJ, Cattesse RG. Efeito de splints oclusais na MT sintomatologia. J Prosthet Dent. 1978; 40: 563-566

23. Juan J. Carraro and Raul G. Caffesse Effect of oclusal splints on TMJ symptomatology. J Prosthet Dent 1978; 40, 5, 563-566

24. Roberto Von Krammer. Construção de talas oclusais J Prosthet Dent 1979, 41: 1: 105-108:

25. Gohanan Carraro JJ, Caffesse RG. Efeito dos splints oclusais na ATM. J Prosthet Dent. 1978, 40, 563-566.

26. Aliza Rehany e Noah Stern. A tala oclusal Hawley modificada

J Prosthet Dent 1981; 45, 5, 536-540

27 Don G Garver e Walter A Steinmeltz Fabrico de um adaptador de vácuo para a construção de talas de cobertura provisórias J Prosthet Dent 1982; 47, 4, 457- 458

28. Okeson JP, Kemper JT, Moody PM. A study of the use of oclusion splints in the treatment of acute and chronic patients with craniomandibular disorders. J Prosthet Dent. 1982; 48(6): 708-712

29. Okeson JP, Kemper JT, Moody PM, Haley JV Avaliação da terapia com splint oclusal e procedimentos de relaxamento em pacientes com desordens temperomandibulares. JADA 1983, 107 420-424.

30. Johan Friskopp e Leif Blomlof. Talas intermédias em fibra de vidro. J Prosthet Dent 1984; 51; 3; 334-337

31. Singh BP. Berry DC. Alterações oclusais após o uso de talas oclusais macias. J Prosthet Dent. 1985; 54 (5): 711-715.

32. M.J.Edge. Guia de colocação cirúrgica para utilização com implantes osseointegrados. J Prosthet Dent 1987; 57; 6: 719-722.

33. Okeson JP. Os efeitos de talas oclusais duras e moles no bruxismo noturno. JADA 1987; 114: 788.

34. J. dos Santos. Análise mecânica do equilíbrio de talas oclusais. J Prosthet Dent 1988; 59; 3; 346-352

35, CP Marinello et al: First experiences with resin-bonded bridges and splints. cross-sectional retrospective study, part II Journal of Oral Rehabilitation, 1988; 15: 223-235.

36. Craig A. Pettengill, Maurice R. Growney, Jr., Robert Schoff e Christian R. Kenworthy. Robert Schoff, e Christian R Kenworthy. Um estudo piloto comparando a eficácia de aparelhos estabilizadores duros e moles no tratamento de pacientes com desordens temperomandibulares. J Prosthet Dent 1998, 79 165-8

37 ANK.Humsi. M Naeiji, JA Hippe e T L Hasson. Os efeitos imediatos de uma tala de estabilização na simetria muscular nos músculos masseter e [7:23 PM, 10/14/2023] temporal anterior de pacientes com uma desordem craniomandibular. J Prosthet Dent 1989; 62, 339-343

38. Jeffrey Tarlow. Fabrico de um stent cirúrgico de implante para mandíbula desdentada. J Prosthet Dent 1992; 67, 217-218,

39. J. Penchas e S. Mohammed. Um método simplificado para registar a relação cêntrica ao fazer talas oclusais para pacientes edêntulos. J Prosthet Dent 1993; 70; 4; 378-379

40. N. Carlson, D. Moline, L. Huber e J Jacibson. Comparação da atividade muscular entre talas convencionais e neuromusculares. J Prosthet Dent 1993; 70, 39-43

41. J. Neidlinger. Stent de implante cirúrgico. Uma modificação do desenho e uma técnica de fabrico simplificada. J. Prosthet Dent 1993, 69:70-2

42 KS Oikarinen & T Nieminen: Influência da barra de arco sobre o periodonto e a mobilidade dos dentes fixos. Ata Odontol Scand. 1994; 52(4):203-8

43. Ekberg EC, Vallon D, Nilner M. Terapia com aparelhos oclusais em pacientes com desordens temperomandibulares - um estudo controlado em dupla ocultação numa perspetiva de curto prazo. Ata Odontol Scand 1998; 56: 122-128

44 Rüdiger Emshoff, e Stefan Bertram. O efeito a curto prazo das talas de estabilização nas dimensões locais da secção transversal dos músculos da cabeça e pescoço. J Prosthet Dent 1998,80:457-61.

45. Tom W.P. Korioth. Cir Dent, Kim G. Bohlig, e Gary C. Anderson. Avaliação digital dos padrões de desgaste oclusal em talas de estabilização oclusal: Um estudo piloto. J Prosthet Dent 1998;80:209-13.

46. Alberto sílica. Modelo cirúrgico de perfil: Uma abordagem sistemática para a colocação precisa de implantes. Uma nota técnica. Int J Oral Maxillofac Implant. 1998,13,109-114.

47. Eberhard Seifert, Christoph Runte, Michael Riebandt, Antoinette Lamprecht-Dinnesen e Friedhelm Bollmann. As próteses dentárias podem influenciar os parâmetros vocais? J Prosthet Dent 1999;81:579-85.

48 Kazuya Yoshida. Aparelho oral com retração elástica para o tratamento da apneia do sono em pacientes com deficiência mental e neuromuscular. J Prosthet Dent 1999.81:196-201.

49. Sandra Sato, Takami Hirono Hotta e Vinicius Pedrazzi. Tala oclusal removível no tratamento do desgaste dentário: Um relato clínico J Prosthet Dent 2000;4:83,392-395.

50. Yoshinobu Maeda, Misao Ikuzawa, Toakuji Mitani e Shinsuke Matsuda. Talas moles bimaxilares para pacientes inconscientes com aperto duro: Um relatório clínico. J Prosthet Dent 2001,85,4:342-344

51. A Filippi et al: Comfort and discomfort of dental trauma splints - a comparison of a new device (TTS) with three commonly used splinting techniques. Dental Traumatology, 2002; 18: 275-280.

52. Ekberg EC, Vallon D. Nilner M. A eficácia da terapia com aparelhos em pacientes com distúrbios temperomandibulares de origem principalmente miogénica, um ensaio aleatório controlado a curto prazo. J Orofac Pain 2003; 17: 133-139.

53. Takami Hirono Hotta, Miriam Fernanda Ragghianti Vicente, Andrea Candido dos Reis, Osvaldo Luiz Bezzon, Cesar Bataglion e Angela Bataglion. Terapias combinadas no tratamento das desordens temperomandibulares: Um relato clínico. J Prosthet Dent 2003;89:536-9.

54 Sharon-Buller, J. Golender, I. Savion, e M. Sela Técnica para o fabrico de uma tala que previne a reestenose pós-cirúrgica na atrésia coanal J Prosthet Dent 2003:90:301-3.

55 SW. Meitner e R.H. Tallents. Modelos cirúrgicos para colocação de implantes guiados protéticamente. J Prosthet Dent 2004;92:569-74

56. JO Andreasen ct al. Intrusão traumática de dentes permanentes. Parte 3. Um estudo clínico do efeito das variáveis

de tratamento, tais como atraso no tratamento, método de reposicionamento, tipo de tala, duração da tala e antibióticos em 140 dentes. Dental Traumatology, 2006, 22 99-111.

57 A Giancotti et al: Esplintagem dentária maxilar em pacientes periodontalmente comprometidos usando compósito reforçado com fibra: o método Targis-Vectris. World J Orthod 2005,6(3) 261-8.

58. Yoshinobu Maada, Tsuyoshi Tsugawa, Miyo Furusawa, e Shinsuke Matsuda. Um método para fabricar uma tala oclusal para um doente com abertura de boca limitada J Prosthet Dent 2005;94:398-400.

59. Suresh Nayar e Jeremy Knox. Gestão da apneia obstrutiva do sono num paciente edêntulo com tala de avanço mandibular: Um relatório clínico J Prosthet Dent 2005:94;2:108-111.

60 RRJ Cousley Planeamento cefalométrico e de stent combinado para implantes palatinos. Journal of Orthodontics, Vol. 32, 2005, 20-25

61.G Tokajuk et al: A avaliação clínica da estabilização de dentes móveis com Fibre-Kor Adv Med Sci, 2006,51 225-6

62 Philip S. Baker, Van B. Haywood, e Kevin D. Plummer Método para o fabrico imediato de um dispositivo oclusal J Prosthet Dent 2007:96:411-415

63 George Mountouris, DrDent, Maria Anagnostou, e Efstratios Papazoglou. Utilização de uma folha de plástico formada a vácuo para ajudar na transferência e colagem de talas metálicas J Prosthet Dent 2007,98,235-238

64. CC Zafer et al. Effect of different splint removal techniques on the surface roughness of human enamel a three-dimensional

optical profilometry analysis Dental Traumatology, 2008, 24: 177-182

65. B Kahler, GS Heithersay. An evidence-based appraisal of splinting luxated. avulsed and root-fractured teeth Dental Traumatology, 2008; 24: 2-10,

66 Chanseop Park, Ariel J. Raigrodski, Jacob Rosen, Charles Spiekerman e Robert M. Accuracy of implant placement using precision surgical guides with varying occlusogingival heights: Um estudo in vitro. J Prosthet Dent 2009;101:372-381

67 AT Von et al: Comparação de um novo dispositivo de tala para traumatismo dentário (TTS) com três técnicas de tala comummente utilizadas. Dent Traumatol, 2001, 17(6):266-74

68.AC Karmaker et al: Desenvolvimento e aplicações clínicas de um compósito reforçado com fibras polimerizadas com luz. J Prosthet Dent, 1998, 80(3):311-8.

69. G Tokajuk et al. The clinical assessment of mobile teeth stabilization with Fibre- Kor. Adv Med Sci, 2006;51:225-6

70. Tim J. Dylina Uma abordagem de senso comum à terapia com talas. J Prosthet Dent 2001:86:539-45

71. NJ.Capp Oclusão e terapia com talas. BDJ 1999:186 217-222

72. R Emshoff et al: Adverse outcomes of dental trauma splinting as related to displacement injury and pulpal blood flow level Dental Traumatology 2008; 24: 32-37

73 W Fraser Moodie. Mr Gunning and his splint Br Jr of Oral Surg. 1969 Nov, 7(2):112-5

74. JA Sherman Management of Postnatal Hemorrhage by Kingsley Splint; Br. J. O.M.S. 1977: 264-5.

75. Avanços em Oclusão - Harry C. Lundeen, Charles H. Gibbs.

76. Avaliação crítica da terapia com aparelhos intra-oclusais - Glenn J. Clark JADA 1984 108-119.

77. Stent cirúrgico para aumento da NRHA-Garret D: JPD 1985; 54:215-220.

78. Shank land WE. Distúrbios temperomandibulares: Opções de tratamento padrão Medicina Dentária Geral 2003; 349-355.

79. Prótese maxilo-facial - William R. Laney, VA Chalian.

80. Modificação da placa oclusal para mordida na bochecha - R.S. Walker. JPD 1992; 67: 581-582

81. Stent de Radiação para Proteção da Língua - Correng J. Flemming: JPD 1983, 49: 389-392

82. Dispositivo de acoplamento por radiação - William Carl; JPD 1973; 29: 97-99.

83. Espaços na terapia de Brach intersticial para cancros da língua - M. Tamomoto LJP 1996; 9.95-98

84. Papel do Dentista na Radioterapia - Arturo Santiago; JPD 1973; 30: 196-201

85. Radioterapia com o uso de stent com balão de retenção - R. Miyamoto et al: JPD 1992: 68:115-117.

86. Clínica de Prótese Maxilofacial; Thomas Taylor 2000 Quintessence

87. Richard Seals, Lily G Bohnenkamp e Stephen Parel. Intranasal prosthesis. splints and stents. J Prosthet Dent 1988;60:5.595-601.

88. Igal Savion, Lee Miller e R Malloy. Construção de um stent cirúrgico para sinéquia nasal pós-traumática. J Prosthet Dent 2005;94:5:462-5

89. Kelley L Tomsett et al. Uma técnica para o fabrico de um stent cirúrgico mandibular imediato com fixação de um enxerto de pele. J Prosthet Dent 2005;93:4:395-397

90. TE Miller (1993): Um novo material para esplintagem periodontal e retenção ortodôntica. Compend Contin Educ Dent, 1993; 14:800-812).

91. Jean F. Bedard et al. Terapia adjuvante com talas de comissura: Uma abordagem revista. J Prosthet Dent 2003.89:408-411.

92. Vidya K Shenoy. Pratik Shetty e Bhaskar Alva. Prótese nasal com orifício de pino: Um Relatório Clínico. J Prosthet Dent 2002;88:359-361.

93. William D Gay Prótese para pacientes com queimaduras orais. J Prosthet Dent 1984;52:564-566.

94 Avaliação, diagnóstico e plano de tratamento de problemas oclusais - Peter E. Dawson.

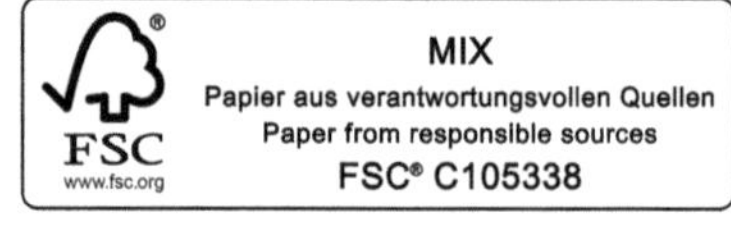

Printed by Books on Demand GmbH, Norderstedt / Germany